U0214732

陈修园

著

黄大理

点校

俞慎初
俞长荣
黄春源
陈竹友

审阅

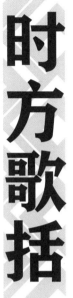

中医启蒙经典·名家校注南雅堂陈修园医书

时方歌括

海峡出版发行集团
THE STRAITS PUBLISHING & DISTRIBUTING GROUP
福建科学技术出版社
FUJIAN SCIENCE & TECHNOLOGY PUBLISHING HOUSE

图书在版编目（CIP）数据

时方歌括 /（清）陈修园著；黄大理点校 . —福州：
福建科学技术出版社，2019.10

（中医启蒙经典 . 名家校注南雅堂陈修园医书）

ISBN 978-7-5335-5861-1

Ⅰ . ①时… Ⅱ . ①陈… ②黄… Ⅲ . ①时方 – 方歌 –
注释 – 中国 – 清代 Ⅳ . ① R289.4

中国版本图书馆 CIP 数据核字（2019）第 064004 号

书　　名	时方歌括	
	中医启蒙经典·名家校注南雅堂陈修园医书	
著　　者	陈修园	
点　　校	黄大理	
审　　阅	俞慎初　俞长荣　黄春源　陈竹友	
出版发行	福建科学技术出版社	
社　　址	福州市东水路 76 号（邮编 350001）	
网　　址	www.fjstp.com	
经　　销	福建新华发行（集团）有限责任公司	
印　　刷	福州德安彩色印刷有限公司	
开　　本	700 毫米 ×1000 毫米　1 /16	
印　　张	6.25	
字　　数	72 千字	
版　　次	2019 年 10 月第 1 版	
印　　次	2019 年 10 月第 1 次印刷	
书　　号	ISBN 978-7-5335-5861-1	
定　　价	23.00 元	

书中如有印装质量问题，可直接向本社调换

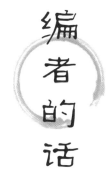

编者的话

　　陈修园（1753—1823），福建古代名医之一，其善于继承整理古典医籍，功力深厚，涉猎广泛，博采众长，学术上医文并重，法古而不泥古，继承创新并举。他注疏经典，启迪后人，是一位中医科普大家和卓越的教育家。

　　此套16种陈修园医书（原丛书名为"新校注陈修园医书"）自20世纪80年代由我社出版以来，深受广大中医爱好者和海内外中医界同仁的喜爱，同人脍炙，梨枣再易，总印数达50多万册，并先后荣获首届全国优秀医史文献图书暨中医药工具书银奖、全国首届古籍整理图书三等奖等多项省部级与国家级奖项。为了更好地阐发其学术价值，增强可读性，此次按现行编辑规范全面重新审读和梳理，定名为"中医启蒙经典·名家校注南雅堂陈修园医书"。

与其他陈修园医学丛书不同的是，本套丛书校注者不乏闽派著名临床医家、医史学家、我国首批500名老中医专家，他们中有原福建中医学院院长俞长荣、享医史界"南俞北马"之誉的"南俞"俞慎初教授、五世医家的林庆祥中医师。其次，此套丛书校注既遵从医古文规范精妙到位，又贴合临床，从临床角度多有发挥，更切实用性与启发性。为了凸显本套丛书的校注特色，我们基本还原和保留了校注者的校注原貌。

值此丛书问世之际，我们深切怀念"新校注陈修园医书"的倡导者、组织者、策划者——我国已故著名中医学家、医史大家俞慎初教授。此次，由俞慎初之女、"新校注陈修园医书"原责任编辑、我社原副社长副总编辑俞鼎芬编审组织联系，我们再次探访了几位校注者。在重新整理此丛书的过程中，我们深为老一辈中医药专家对中医事业的认真执着、无私奉献和不懈追求的精神所感动。他们的精神永远铭刻在我们心中，并激励着后人求索奋进。

由于原版书校注年代久远，经过多方努力，仍无法与所有校注者一一取得联系，望校注者或其亲属看到此套丛书后尽快与我社联系，我们将按有关规定寄赠样书并付稿酬。

再次感谢为此套丛书出版倾注大量心血的前辈们！

编者

2019 年 5 月

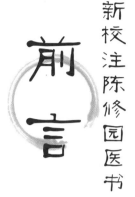

新校注陈修园医书

前言

陈修园（1753—1823），名念祖，福建长乐人。他学识渊博，医理精湛，不仅是一位富有创见的医学理论家和医术超群的临床家，同时也是一位杰出的中医科普作家。

陈氏热爱祖国医学，以继承、发扬这一宝贵的民族文化遗产为己任，孜孜不倦地为之奋斗终身。他对古典医籍的钻研，功力深厚，涉猎广泛，并博取众长，结合个人实践体会，写出许多著作，因而自成一家。特别可贵的是，他不鄙薄貌似浅易的中医普及工作，数十年如一日，本着"深入浅出，返博为约"的精神，采用通俗易懂的文字，阐释古奥艰深的中医学理，为后学者开启了升堂入室的方便之门。

陈氏著作颇多，业经肯定的有《神农本草经读》《时方歌括》《时方妙用》《医学三字经》《医学实在易》《医学从众录》《伤寒论浅注》《金匮要略浅注》《伤寒真方歌括》《金匮方歌括》《长沙方歌括》《景岳新方八阵砭》《灵素集注节要》《女科要旨》《十药神书注解》《伤寒医诀串解》等十六种，包括了从基础到临床，从入门、普及到提高等方面的内容，体现了陈氏的理论、心法和经验。其文字质朴洗炼，畅达优美，歌诀音韵，脍炙人口；其内容深入浅出，切于实用。有人称道他的文章是"连篇累牍而不繁，寥寥数语而不漏"。他的著作，一百多年来流传广泛、影响深远，成为中医自学与教学的重要书籍。

因此，搜集、整理陈氏的医学论著，并加以发扬光大，是中医学术界一项责无旁贷的任务。为此，我们选择了陈修园著作的适当版本，进行了校勘、注释和标点断句，并由福建科学技术出版社分册出版。

祖国医学在漫长的历史发展过程中，虽然几经摧残，但仍人才辈出，代有名家，经验日益丰富，理论不断发展。此中道理，值得探讨。我们希望通过陈修园著作的校注出版，有助于更好地，全面、系统、深入地研究陈氏的学术成就和学术思想；有助于探索中医名家的成长道路，摸索中医人才的培养规律；同时，也给中医临床、教学、授徒与自学提供一份宝贵的参考资料。

然而，由于时代的局限和遵古太甚，陈氏对于祖国医药学的发展，难免认识不足，对持不同学术观点医家的批评，未免失之过激，这是学习、研究陈修园学术思想时应该注意的问题。

中华全国中医学会福建分会

"新校注陈修园医书"校注组

1981 年 8 月

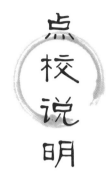

一、本书以清嘉庆本衙本为底本，以人民卫生出版社出版的《时方歌括·时方妙用》（1964）为主校本，并参考其他有关书籍进行校勘。

二、本书卷次、顺序均依原书排列，个别编排不当之处及方剂的序码，略作调整。底本中的双行小字，今统一改为单行小字。繁体字竖排改为简化字横排，并采用现代标点，排式变更造成的文字含义变化，予径改，不出注。

三、凡底本无误，校本有误的，酌情加注。底本引文虽有化裁，但文理通顺又不失原意者，不改不注。底本明显刊误错字与漏字等错误或底本引文改变原意时，据情酌改，或仍存其旧，并酌情出注说明。

四、底本中的通假字、古今字，或改为简化字，或保留底本原字并酌情出注。异体字统一以简化字律齐。

五、底本中某些中药名和中医专业术语与今通行名不同者，为保留古书原貌和时代特色，不作修改。

六、凡底本中不易理解的词句、典故、中医名词术语及名人事略等均作了必要的注释，对个别难字、僻字，还加注汉语拼音、同音字及意义。为避免重复，凡重复出现的僻难字句、医学术语、名家生平事略等，仅在首次出现时予以注释，再次出现则予从略。

七、为保留古籍原貌，底本的观点及理论不作任何删改，药物剂量亦采用旧制，个别当今已禁用或改用替代品的药物也未作改动，请读者注意甄别。

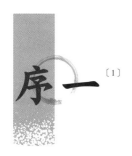

序一^[1]

……长乐陈修园孝廉精轩岐术^[2]，作令三辅^[3]，适大水，奉檄勘灾恒山，出其方，试而辄效。嗣丁内艰旋里^[4]，读礼之暇，因刊《时方歌括》《时方妙用》二书。夫上医医国，前人如狄怀英、陆敬舆诸贤，家居时，率骈集验方以自娱^[5]，亦以救世。《物理论》曰："医者，非仁爱不可托也，非聪明理达不可任也；非廉洁淳良不可信也。"修园行将广其道，以究心民瘼^[6]，希踪古循吏者^[7]，岂直以术炫售哉^[8]！

时嘉庆癸亥至日赵在田序^[9]

---

〔1〕序一：嘉庆本衙本无此序，据人卫版补。

〔2〕孝廉：举人的别称。陈修园曾经乡试考试及格，中了举人，故称他为孝廉。

〔3〕三辅：泛指京都周围地区。陈修园曾任保定县令，因地近北京，故称三辅。

〔4〕嗣丁内艰旋里：嗣后由于母丧回乡。丁内艰，清代政府规定，官员父母死亡必须辞职回乡守墓，谓之丁忧。丁内艰系指因母丧而丁忧。旋里，返回乡里。

〔5〕骈集：搜集归类。骈，并列，排列，引伸为归类编排。

〔6〕究心民瘼：关心人民疾苦。

〔7〕希踪：希望跟上。

〔8〕炫售：炫耀而求售。意即夸耀自己医术的高明，借以兜售自己的医术。

〔9〕至日：指冬至日。阳历十二月二十二日或二十三日。

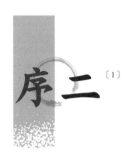

序二^{〔1〕}

医有三：贯通《灵》《素》及仲景诸经之旨，药到病瘳，曰名医；讲求唐宋以后方书，按症施治，功多过少，曰时医；剽掠前医，套袭模棱，以文其过^{〔2〕}，迎合而得其名，曰市医。医之不同如此。余友陈修园，精通医理，闭门注经，以正千古相沿之误。念当世名医既不数觏^{〔3〕}，市医又不可与言，唯于时医中有诱掖无已之心^{〔4〕}。仕保阳，公余著有《时方歌括》二卷、《时方妙用》四卷，出以示余。余读之，或连篇累牍而不繁，或寥寥数语而不漏，一字一句皆古圣贤之心法。从时即从古也。爰为参订圈点^{〔5〕}，颜曰《公余医录》，怂恿授梓^{〔6〕}，公之海内云。

---

〔1〕序二：嘉庆本衙本无此序，据人卫版补。

〔2〕以文其过：借以文饰他的过错。文，文饰，掩饰。

〔3〕觏（gòu 构）：同"遘"，遇见。

〔4〕诱掖：引导扶持。

〔5〕爰（yuán 员）：于是。

〔6〕怂恿：劝说。　梓：古代常用作刻字的树名。此处指代印刷出版。

时方歌括小引

经方尚矣[1]！唐宋以后，始有通行之时方，约其法于十剂，所谓宣、通、补、泄、轻、重、滑、涩、燥、湿是也。昔贤加入寒、热，共成十有二剂。虽曰平浅，而亦本之经方。轻可散实，仿于麻黄、葛根诸汤；宣可决壅，仿于栀豉、瓜蒂二方；通可行滞，仿于五苓、十枣之属；泻可去闭，仿于陷胸、承气、抵当之属；胆导、蜜煎，滑可去着之剂也；赤石脂、桃花汤、涩可固脱之剂也；附子汤、理中丸，补可扶弱之剂也；禹馀粮、代赭石，重可镇怯之剂也；黄连阿胶汤，湿可润燥之剂也；麻黄连轺赤小豆汤，燥可去湿之剂也；白虎、黄连、泻心等汤，寒可胜热之剂也；白通、四逆诸汤，热可制寒之剂也。余向者汇集经方而韵注之[2]，名为《真方歌括》，限于赀而未梓[3]；缮本虽多，而刀圭家每秘而弗传，大为恨事。辛酉岁，到直供职[4]，适夏间大雨，捧檄勘灾[5]，以劳构疾，脉脱而厥，诸医无一得病情者，迨夜半，阳气稍回，

---

〔1〕经方：一般称汉代以前的方剂。如张仲景著《伤寒论》中所记载的方剂皆曰经方。　尚：久远。
〔2〕向者：往日。　韵注：编成韵文（歌括）并加注解。
〔3〕赀（zī 资）：财货。
〔4〕到直供职：指公元 1801 年陈修园到直隶做官。
〔5〕捧檄勘灾：奉命处理救灾事宜。捧檄，拿着文书，即奉命。勘灾，察看灾情。

神识稍清，自定方剂而愈。时温疫流行，因余之病，而知误于药者堪悯焉！盖医者，生人之术也；一有所误，即为杀人。余滥竽人后[1]，诸多有志而未逮，而可以行其不忍人之心[2]，不必待诸异时者，医之为道也。向著《真方歌括》，非《内经》即仲景[3]，恐人重视而畏远之[4]。每值公馀，检阅时方，不下三千首。除杂沓肤浅之外[5]，择其切当精纯[6]，人所共知者，不可多得，仅收一百八首而韵之，分为十二剂，以便查阅。又采集罗东逸、柯韵伯诸论及余二十年读书、临症独得之妙，一一详于歌后，颜曰《时方歌括》[7]。为中人以上立法[8]，徐可引以语上之道也。至于张景岳《新方八阵》汇药治病，不足言方。缘一时盛行，余友林雨巷俯以从时[9]，韵既成帙[10]，共商注解，业经梓行[11]，亦不遽弃[12]，别其名曰《俗方歌括》。此三种者，浅深高下，明者自知之。

嘉庆辛酉孟秋修园陈念祖题于保阳差次

---

〔1〕滥竽人后：继承医业于前贤之后。滥竽，即成语"滥竽充数"的简缩，此处表示自己有志继承医学前辈的一种谦虚说法。

〔2〕不忍人之心：即恻隐、怜悯之心。亦即对别人的危难，有怜悯、同情的心理。语出《孟子》。此处指作者看到灾区温疫流行而产生怜悯救治之意。

〔3〕非《内经》即仲景：指作者著《真方歌括》一书，不是根据《内经》，就是来自张仲景著的《伤寒论》一书。

〔4〕畏远：由于畏惧艰深而产生远避的心理行为。

〔5〕杂沓（tà 榻）：杂而多。

〔6〕切当精纯：选择时方中切合治病实际，既妥当无误又精炼纯粹的方剂。

〔7〕颜：颜面，此指书名。

〔8〕中人：智慧医术中等的医人。

〔9〕俯以从时：迁就，服从当时的时尚。

〔10〕韵既成帙：《歌括》已经写成，装订成册。

〔11〕梓行：出版发行。

〔12〕遽（jù 剧）：急，骤然。

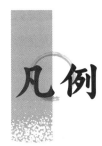

凡例

一、是书前曾托名叶天士，今特收回。

二、是书论症治法悉遵古训[1]，绝无臆说浮谈[2]。以时法列于前，仲师法列于后，由浅入深之意也。

三、坊刻《万病回春》《嵩崖尊生》《古今医统》《东医宝鉴》等书[3]，所列病症，不可谓不详；而临症查对，绝少符合；即有合处，亦不应验，盖以逐末而忘其本也。试观《内经》《难经》《伤寒论》《金匮要略》，每症只寥寥数语，何所不包，可知立言贵得其要也。此书如怔忡、头痛、历节诸症，非遗之也；怔忡求之虚痨，头痛有邪求之伤寒，无邪求之眩晕、虚痨、历节，寻其属风、属湿、属虚而治之，所以寓活法也[4]。学医始基在于入门，入门正则始终皆正，入门错则始终皆错。此书阐明圣法，为入门之准，不在详备，若得其秘诀，未尝不详备也。有症见于此，而治详于彼者；有论此症，

---

〔1〕悉遵古训：全部遵照古代医经和张仲景等治病法则的训示。

〔2〕臆说浮谈：没根据的不切实际的议论。

〔3〕《万病回春》：医书，明代龚廷贤撰。　《嵩崖尊生》：医书，十五卷，清代景日畛撰。　《古今医统》：医书，明代徐春甫辑，成书于1556年。　《东医宝鉴》：医书，朝鲜许浚著，成书于1661年。

〔4〕寓：包含。　活法：灵活采取对症疗法。

而彼症合而并论者；有论彼症，绝未明言此症，而即为此症之金针者。实无他诀，唯其熟而已。熟则生巧，自有左右逢原之妙[1]。

论中所列诸方，第三卷、第四卷俱载弗遗。唯《伤寒论》《金匮要略》方，非熟读原文，不能领会。此书偶有阙而未载者[2]，欲人于原文中寻其妙义，阙之即所以引之也。阅者鉴予之苦心焉！

四、方后附论，或采前言，或录一得，视诸书较见简括，阅者自知。

---

［1］左右逢原：喻辨症治病能得心应手，顺利无碍。逢，遇到。原，即源，水源，源泉。

［2］阙：通"缺"。

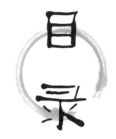

目录

时方歌括卷上

闽吴航　陈念祖修园甫　著

男　元豹道彪古愚　同校字
　　元犀道照灵石

补可扶弱

一、四君子汤

治面色痿白，言语轻微，四肢无力，脉耒虚弱者。若内热或饮食难化酸，乃属虚火，须加干姜。

二、六君子汤

治脾胃虚弱，痞满痰多。

三、香砂六君子汤

治气虚肿满，痰饮结聚，脾胃不和，变生诸证者。

四、五味异功散

健脾进食，为病后调补之良方。

苓术参甘四味同[1]，人参、茯苓、白术各二钱，炙甘草一钱，加姜、枣同煎，名四君子汤。方名君子取谦冲[2]，增来陈夏痰涎涤，前方加陈皮一钱顺气，半夏二钱除痰，名六君子汤。再入香砂痞满通，六君子汤加木香、砂仁各八分，以行气消胀，名为香砂六君子汤。水谷精微阴以化，饮食增则津液旺，充血生津，以复其真阴之不足。阳和布护气斯充[3]，食入于阴，气长于阳，昼夜循环，周于内外。若删半夏六君内，钱氏书中有"异功"[4]。六君子汤内去半夏，名五味异功散。

陈修园曰：胃气为生人之本，参、术、苓、草从容和缓，补中宫土气[5]，达于上下四旁[6]，而五脏六腑皆以受气[7]，故一切虚证皆以此方为主。若加陈皮，则有行滞[8]、进食之效；再加半夏，即有除痰、宽胀之功；再加木香、砂仁，则行气之药多于补守，凡肿满痰饮结聚等症无不速除，此犹人所易知也。而为数方之主，则功在人参。人皆曰："人参补气补阳，温药藉之以尽其力量。"而余则曰："人参补阴养液，燥药得之，则臻于和平。"故理中汤中姜、术二味，气胜于味以扶阳，参、草二味，味胜于气以和阴。此汤以干姜易茯苓，去其辛而取其淡，亦阴阳兼调之和剂也。凡医家病家俱重人参，全未识人参之性，皆不读《神农本草经》之过也。今录《本草经》原文而释之，或数百年之误，于兹而一正也乎！

按：《神农本草经》云，人参气味甘、微寒，无毒。主补五脏，安精神，定魂魄，止惊悸，除邪气，明目，开心，益智，久服轻身延年。原文只

---

[1] 四味同：指上述四方中，同样有参、术、苓、甘四味药。

[2] 取谦冲：取参、术、苓、甘谦和、冲淡之药性，以益气补中，健脾养胃。

[3] 布护：布散，维护。

[4] 钱氏书中有"异功"：指异功散出自北宋儿科名医钱乙所著的《小儿药证直诀》一书中。

[5] 中宫土气：指脾胃之气。按五行学说，脾胃属土。又脾胃位于中焦，故亦称中气。

[6] 上下四旁：指人体全身各个部分。

[7] 受气：即指五脏六腑都接受来自胃消化后的营养物质，即水谷精微，以滋养脏腑本身及身体其他部分。

[8] 行滞：使气滞得以通行。

此三十七字。其提纲云"主补五脏"，以五脏属阴也。精神不安，魂魄不定，惊悸不止，目不明，心智不足，皆阴虚为亢阳所扰也[1]。今五脏得甘寒之助，则有安之、定之、止之、明之、开之、益之之效矣！曰邪气者，非指外邪而言，乃阴虚而壮火食气[2]。火气即邪气也。今五脏得寒甘之助，则邪气除矣。余细按《经》文，无一字言及温补回阳之性。仲景于汗、吐、下阴伤之症用之以救津液[3]，而一切回阳方中绝不加此[4]。阴柔之品反缓姜、附之功，故四逆汤、通脉四逆汤为回阳第一方，皆不用人参。而四逆加人参汤，以其利止亡血而加之也[5]。茯苓四逆汤用之者，以其烦躁在汗下之后也。今人辄云[6]："以人参回阳。"此说倡自宋元以后，而大盛于薛立斋、张景岳、李士材辈；而李时珍《本草纲目》浮泛杂沓，愈乱《经》旨[7]，学者必于此等书焚去，方可与言医道。

仲景一百一十三方中[8]，用人参者只有一十八方。新加汤、小柴胡汤、柴胡桂枝汤、桂枝人参汤、半夏泻心汤、四逆加人参汤、茯苓四逆汤、生姜泻心汤、黄连汤、旋覆代赭石汤、干姜黄连黄芩人参汤、厚朴生姜半夏人参汤、白虎加人参汤、竹叶石膏汤、炙甘草汤皆因汗、吐、下之后，亡其津液，取其甘寒以救阴也；抑或辛刚剂中，取其养阴以配阳，即理中汤、吴萸汤、

---

〔1〕阴虚为亢阳所扰：津血亏损，阴液不足谓阴虚。阴气不足，阳气独盛称亢阳。为，被。扰，扰乱。

〔2〕壮火食气：阳气亢盛就会消耗人体的正气、精气。

〔3〕汗、吐、下阴伤之症：汗、吐、下是指运用药物发汗、催吐、泻下的三种治法。这几种治法掌握恰当，自然有利无弊；倘若过分，就会使津液耗损过多，使阴气受伤，而出现阴伤症状。

〔4〕回阳方：救治阳气将脱之方剂，如四逆汤救治汗出不止、四肢厥冷、气息微弱、脉微欲绝的阳气将脱症。

〔5〕亡血：指各种出血症，如吐血、咯血、便血、衄血、尿血等症状的进一步加重。

〔6〕辄：每每，往往。

〔7〕《经》旨：医经的本意。经，此处指《神农本草经》。

〔8〕仲景一百一十三方：指张仲景《伤寒论》一书中所载方剂的总数。

附子汤三方之法也。

香砂六君子汤论

柯韵伯曰：《经》云，壮气行则愈，怯者著而为病。盖人在气交之中，因气而生，而生气总以胃气为本[1]。食入于阴，长气于阳，昼夜循环，周于内外，一息不运[2]，便有积聚，或胀满不食，或生痰留饮，因而肌肉消瘦，喘咳呕哕，诸症蜂起；而神机化绝矣[3]。四君子，气分之总方也。人参致冲和之气，白术培中宫，茯苓清治节，甘草调五脏，诸气既治，病从何来？然拨乱反正，又不能无为而治[4]，必举夫行气之品以辅之，则补品不至泥而不行。故加陈皮以利肺金之逆气，半夏以疏脾土之湿气，而痰饮可除也；加木香以行三焦之滞气，砂仁以通脾肾之元气，而膹郁可开也[5]。四君得四辅，而补力倍宣；四辅有四君，而元气大振，相须而益彰者乎！

五、补中益气汤

治阴虚内热，头痛口渴，表热自汗，不任风寒[6]，脉洪大，心烦不安，四肢困倦，懒于言语，无气以动，动则气高而喘。

补中参草术归陈，芪得升柴用更神，黄芪蜜炙钱半，人参、甘草、炙白术各一钱，陈皮、归身各五分，升麻、柴胡各三分，加姜、枣煎。劳倦内伤功独擅[7]，阳虚外感亦堪珍。

[1] 胃气：指胃的生理功能，如胃气主降，人以胃气为本，说明胃气对人体的特殊重要性。所谓"有胃气则生，无胃气则死"即此意也。
[2] 一息不运：指气的运行停止，即气滞。息，气息。运，运行。
[3] 神机化绝：指产生精气的机能及运化作用已停息。
[4] 无为而治：听其自然之意。《史记·老子传》曰："老子无为自化，清净自正。"陈氏借此说明运用补益之药，不可一味滥补，当辅以行气药，方使补而不滞。
[5] 膹郁：胸中满闷的一种症状。《素问·至真要大论》曰："诸气膹郁，皆属于肺。"
[6] 任：原误作"在"，据人卫版改。
[7] 功独擅：功效特别显著。

柯韵伯曰：仲景有建中、理中二法。风木内干于中气，用建中汤；寒水内凌于中气，用理中汤。至若劳倦形气衰少，阴虚而生内热。阴者，太阴也。表症颇同外感，唯东垣知其为劳倦伤脾，谷气不盛，阳气下陷于阴而发热[1]，故制补中之剂，得发表之品，而中自安，益气之剂赖清气之品而气益倍，此用药相须之妙也[2]。是方也，用以补脾，使地道卑而上行。亦可以补心肺，损其肺者益其气，损其心者调其荣卫也[3]。亦可以补肝木，郁则达之也[4]。唯不宜于肾，阴虚于下者，不宜升；阳虚于下者，更不宜升也。

六、当归补血汤

血虚心热有奇方，古有当归补血汤，五倍黄芪归一分，分，去声。黄芪一两，当归二钱五分[5]，水煎服。真阴濡布主之阳[6]。

陈修园曰：凡轻清之药，皆属气分；味甘之药，皆能补中。黄芪质轻而味微甘，故略能补益。《神农本草经》以为主治大风，可知其性矣。此方主以当归之益血，倍用黄芪之轻清走表者为导[7]，俾血虚发热郁于皮毛而不解者，仍从微汗泄之。故症象白虎，不再剂而热即如失也。元人未读《本

---

〔1〕下陷于阴：原作"下陷阴中"。

〔2〕相须：相互配合，相互促进、增强。

〔3〕荣卫：指荣气与卫气，"荣"也写作"营"，皆饮食所化生的精微物质，荣行脉中，具有营养周身的作用；卫行脉外，具有捍卫躯体的功能。

〔4〕郁则达之：肝主疏泄，肝受损则失其疏泄功能。郁，受抑郁之意，亦即疏泄功能受损。达，通达，即使之疏散、宣泄。

〔5〕当归二钱五分：照歌诀主药当归的用量只是黄芪的五分之一，原注黄芪一两，则当归的用量，只能是二钱，才符合比例。

〔6〕真阴濡布：即肾液过剩则停留或输布于肾和其他器官组织。真阴，即肾阴。肾为元真所在，藏先天之精，是人体生长发育最根本物质，故称。濡（rú 如），濡湿、停留。布，布散、输布。　主之阳：由阳主之，即从补益肾阳治之。

〔7〕倍：此处作五倍解。

经》[1]，此方因善悟暗合[2]，其效无比，究之天之仁爱斯民，特出此方，而假手于元人[3]，非元人识力所可到也。吴鹤皋以阳生阴长为解[4]，亦是庸见，故特详之。

七、保元汤

治气血虚弱之总方也。小儿惊、痘家虚甚最宜。

补养诸汤首保元，参芪桂草四般存，黄芪三钱，人参二钱，甘草一钱，肉桂夏春三分，秋冬六七分，水煎服。大人虚损儿痘科[5]，二气持纲语不烦[6]。肾气为先天真元之气，胃气为后天水谷之气。

柯韵伯曰：保元者，保守其元气之谓也。气一而已，主肾为先天真元之气，主胃为后天水谷之气者，此指发生而言也。又水谷之精气，行于经隧为营气；水谷之悍气[7]，行于脉外为卫气；大气之积于胸中[8]，而司呼吸者为宗气[9]，是分后天运用之元气而为三也。又外应皮毛，协营卫而主一身之表者，为太阳膀胱之气；内通五脏，司治节而主一身之里者，为

---

〔1〕《本经》：即《神农本草经》。
〔2〕善悟暗合：善于领会，不谋而合。
〔3〕假手于元人：假托元代医者之手。
〔4〕吴鹤皋：吴昆（1551—1620？），明代医家，字山甫，别号鹤皋，安徽歙县人。行医于宣城一带，颇负盛誉。著有《吴注黄帝内经素问》《医方考》《脉语》《针方六集》等。
〔5〕虚损：病名。因七情、劳倦、饮食、酒色所伤，或病后失于调理，以致阴阳、气血、脏腑虚亏而成。如气虚、血虚、阳虚、阴虚等。
〔6〕二气持纲语不烦：二气，指主肾的先天真元之气和主胃的后天水谷之气。人卫版作"一气持纲语不烦"。
〔7〕悍气：强悍、凶悍之气。
〔8〕大气：空气。
〔9〕宗气：水谷精微化生的荣卫之气与吸入的大气组合而成，积于胸中。胸中不仅是宗气积聚之处，又是一身之气运动输布的出发点。

太阴肺金之气；通行内外，应腠理而主一身之半表半里者，为少阳三焦之气，是以先天运行之元气而为三也。此方用黄芪和表，人参固里，甘草和中，三气治，而元气足矣。昔李东垣以此三味能泻火、补金、培土为除烦热之圣药[1]，镇小儿惊，效如桴鼓[2]。魏桂岩得之，以治痘家阳虚顶陷[3]，血虚浆清[4]，皮薄发痒，难灌难敛者，始终用之，以为血脱须补气，阳生则阴长，有起死回生之功，故名之为保元也。又少佐肉桂，分四时之气而增损之[5]，谓桂能治血以推动其毒，扶阳益气以充达周身。血在内，引之出表，则气从内托；血外散，引之归根，则气从外护。参、芪非桂引导，不能独树其功；桂不得甘草和平血气，亦不能绪其条理，要非浅见寡闻者，能窥其万一也。四君中，不用白术，避其燥；不用茯苓，恐其渗也。用桂而不用四物者，恶芎之辛散、归之湿润、芍之苦寒、地黄之泥滞故耳。如宜燥则加苓、术，宜润加归，除烦加芍，散表加芎，斯又当理会矣。

八、独参汤

治元气虚而不支，脉微欲绝及妇人血崩，产后血晕。

功建三才得令名，参者，叁也。其功与天、地、人并立为三，故名参。脉微血脱可回生，人参煎取稠粘汁，专任方知气力宏[6]。柯韵伯云：世之用参者，或以些少姑试之，或加他味以监制之，其权不重、力下专，人何赖以生[7]？

---

〔1〕圣药：谓有特别效验的药剂。

〔2〕效如桴（fú 俘）鼓：效验如桴应鼓。桴，鼓槌，用桴击鼓，鼓声随之而出，形容反应极速。

〔3〕顶陷：指痘疮顶面凹陷。

〔4〕浆清：指痘疮脓汁清稀。

〔5〕四时之气：指春夏秋冬四时季节之不同，肉桂之用量，当随之而异。 增损之：增加或减少。

〔6〕专任：独用。 宏：大。

〔7〕何赖以生：赖何以生，即依赖什么而得救呢？

陈修园曰：阴虚不能维阳，致阳气欲脱者[1]，用此方救阴以留其阳。若阳气暴脱，四肢厥冷，宜用四逆汤辈；若用此汤，反速其危[2]。故古人多用于大汗、大下之后，及吐血、血崩、产后血晕诸症。今人以人参大补阳气，皆惑于元人邪说及李时珍《纲目》等书[3]。不知人参生于上党山谷、辽东、幽冀诸州[4]，背阳向阴，其味甘中带苦，其质柔润多液，置于日中，一晒便变色而易蛀，其为阴药无疑，读《神农本经》者自知。

九、四物汤

治一切血症热、血燥诸症。

十、八珍汤

气血双补。

四物归地芍川芎，血症诸方括此中。当归（酒洗）、熟地各三钱，白芍二钱，川芎一钱半。若与四君诸品合，参术苓草。双疗气血八珍崇[5]。四君补气，四物补血。

陈修园曰：四物汤皆钝滞之品[6]，不能治血之源头[7]；即八珍汤气血双补，亦板实不灵[8]，必善得加减之法者[9]，方效。

---

〔1〕阳气欲脱：阳气严重损耗，将要虚脱的症状。
〔2〕反速其危：反而加速其危险。
〔3〕惑：迷惑。
〔4〕上党：古代郡名，秦置。在今山西省东南部长治地区。　幽冀：古代幽州与冀州。主要地域在今之河北省内。
〔5〕崇：高。谓八珍汤治疗气血虚的功效高。
〔6〕钝滞之品：原作"纯滞之品"。
〔7〕源头：指气。谓血的循环全靠气的推动，四物汤补血不补气，所以说"不能治血之源头"。
〔8〕板实：板滞硬实，即不灵活。
〔9〕得：领会，掌握。

十一、十全大补汤

气血双补、十补不一泻法。

十二、人参养荣汤

治脾肺俱虚，发热恶寒，肢体瘦倦，食少作泻等症。若气血两虚，变见诸症，勿论其病，勿论其脉，但用此汤，诸症悉退。

桂芪加入八珍煎，大补功宏号十全，八珍加黄芪、肉桂名十全大补汤。再益志陈五味子，去芎辛窜养荣专。十全大补汤去川芎加陈皮、五味子、远志，名人参荣汤。方用白芍一钱五分，人参、白术、陈皮、炙芪、茯苓、当归、桂心、炙草各一钱，熟地七分半，远志五分，五味子十四粒，姜、枣水煎。

陈修园曰：十全大补汤为气血双补之剂。柯韵伯病其补气，而不用行气之品，则气虚之甚者，无气以受其补；补血而仍用行血之药于其间，则血虚之甚者，更无血以流行，正非过贬语[1]。而人参养荣汤之妙，从仲景小建中汤、黄芪建中汤套出。何以知之？以其用生芍药为君知之也。芍药苦平破滞，本泻药，非补药也。若与甘草同用，则为滋阴之品；若与生姜、大枣、肉桂同用，则为和荣卫之品；若与附子、干姜同用，则能急收阳气，归根于阴，又为补肾之品；虽非补药，昔贤往往取为补药之主，其旨微矣。此方以芍药为君，建中汤诸品俱在，恶饴糖之过甜动呕，故以熟地、当归、白术、人参诸种甘润之品代饴糖，以补至阴。然饴糖制造，主以麦蘗[2]，麦为心谷[3]，心者化血而奉生身也。故又代以远志之入心。麦造为蘗，能疏达而畅气也[4]。

---

〔1〕正非：恰恰不是。

〔2〕麦蘗：麦芽。麦芽是制造饴糖的主要原料。

〔3〕心谷：中医以五脏心肝脾肺肾与五谷麦黍稷稻菽相配，麦是五谷之一，入心，故叫心谷。

〔4〕达：其他版本均作"远"，原作"达"，为是。可能因字形近似，传抄之误也。

故又代以陈皮之行气。建中汤中，原有胸满去枣加茯苓之例，故用茯苓。细思其用意，无非从建中套来，故气血两虚变见诸症者，皆可服也。其以养荣名汤奈何？心主营而苦缓[1]，必得五味子之酸以收之，使营行脉中，而流于四脏，非若十全、八珍之泛泛无归也。按《神农本经》云："芍药气味平、苦，无毒，主治邪气腹痛，除血痹，破坚积、寒热、止痛、利小便、益气。"原文只此二十九字。后人妄改圣经，而曰微酸，是没其苦泄攻坚之性，而加以酸敛和阴之名，而芍药之真面目掩矣！不知古人用法，或取其苦以泄甘，或取其苦以制辛，或取其攻利以行补药之滞，皆善用芍药以为补，非以芍药之补而用之也。但芍药之性，略同大黄，凡泄泻必务去之，此圣法也。《本经》不明，宋元以后无不误认为酸敛之药，不得不急正之。

十三、天王补心丹

主治心血不足，神志不宁，津液枯竭，健忘怔忡，大便不利，口舌生疮等症。

天王遗下补心丹，为悯山僧讲课难[2]，归地二冬酸柏远，三参苓桔味为丸。《道藏》偈云[3]："昔志公和尚日夜讲经，邓天王悯其劳，锡以此方[4]。"酸枣仁、当归各一两，生地黄四两，柏子仁、麦门冬、天门冬各一两，远志五钱，五味子一两，白茯苓、人参、丹参、元参、桔梗各五钱炼蜜丸。每两分作十丸，金箔为衣，每服一丸，灯心枣汤化下，食远临卧服。或作小丸亦可。各书略异。

陈修园曰：小篆，心字篆文只是一倒火耳[5]。火不欲炎上[6]，故以生

---

〔1〕心主营而苦缓：心脏主宰营气，而苦于运行迟缓。

〔2〕为悯：因为怜悯。 讲课：人卫版作"请课"。原作"讲课"，于义较胜。

〔3〕道藏：指道教所藏经典著作。 偈（jì 继）：佛家的颂诗，由梵文译音。此处借指道教经书中的话。

〔4〕锡：通"赐"。

〔5〕小篆：由金文演变发展的一种汉字，约通行于战国至秦代，也叫篆书。小篆心字的字形很像火字的倒置形状。

〔6〕炎上：原指火光向上，此处作心火向上解。

地黄补水，使水上交于心；以元参、丹参、二冬泻火〔1〕，使火下交于肾；又佐参、茯以和心气，当归以生心血，二仁以安心神，远志以宣其滞，五味以收其散，更假桔梗之浮为向导，心得所养，而何有健忘、怔忡、津液干枯、舌疮、秘结之苦哉！

十四、六味地黄丸

主治肾精不足，虚火上炎，腰膝痿软，骨节酸痛，足跟痛，小便淋秘或不禁，遗精梦泄，水泛为痰〔2〕，自汗盗汗，失血消渴〔3〕，头目眩运〔4〕，耳聋齿摇，尺脉虚火者。

十五、桂附地黄丸

治命门火衰，不能生土，以致脾胃虚寒，饮食少思，大便不实或下元衰惫〔5〕，脐腹疼痛，夜多溺尿等症〔6〕。

六味滋阴益肾肝，茱薯丹泽地苓丸，山茱肉、薯蓣（又名山药）各四两，丹皮、泽泻、白茯苓各三两，熟地黄八两，炼蜜丸。每服三钱，淡盐汤送下。再加桂附扶真火，前方加肉桂一两，附子一大枚（炮），名八味地黄丸，原名肾气丸，此丸于水中补火。八味功同九转丹〔7〕。柯韵伯曰："水体本静，而川流不息者，气之动，火之用也。命门有火，

〔1〕泻火，此指下泻心火。
〔2〕水泛为痰：水湿过多，停聚体内而化为痰。
〔3〕消渴：指渴而饮多，食多而反消瘦，尿多并出现尿糖的一类病症，如糖尿病等。
〔4〕眩运：头晕，自觉天旋地转，站立不稳或伴有呕吐的一种症状。
〔5〕下元衰惫：即命门火衰。下元，指"肾阳""元阳"。肾主一身阳气，肾阳衰微则一身阳气皆虚。肾阳虚弱程度严重者，称"肾阳衰微""命门火衰"或"下元衰惫"。
〔6〕夜多溺尿：即夜间小便频数。
〔7〕九转丹：人卫版作"九转丸"。即九转金丹。道家烧炼金丹以九转为贵。如把丹砂烧成水银，将水银又炼成丹砂，循环反复多次，一次为一转，转数愈多，则治病效能愈高。此处喻桂附地黄丸治效之高。

则肾有生气，故不名温肾，而名肾气也。"

陈修园曰：六味丸补肾水，八味丸补肾气，而其妙则在于利水。凡肾中之真水不足、真火衰微者，其尿必多。二方非补肾正药，不可因薛立斋之臆说而信之，近效白术附子汤，极佳。其方列于热剂，宜细玩之[1]。肾气丸，《金匮要略》凡五见，一见于第五篇，云"治脚气上入小腹不仁"；再见于第六篇，云"治虚劳腰痛，小便不利"；三见于第十二篇，云"夫气短有微饮[2]，当从小便去之，肾气丸主之"；四见于第十三篇，云"治男子消渴，小便反多，饮一斗，小便亦一斗"；五见于第廿二篇，云"治妇人转胞不得尿[3]，但利小便则愈"。观此五条，皆泻少腹、膀胱之疾为多，不可以通治火衰之症[4]。且此方《金匮》不入于五水之门[5]，今人谓治水通用之剂，更为可怪。

十六、还少丹

治脾肾俱虚，饭食无味，面少精采，腰膝无力，梦遗或少年阳痿等症。

杨氏传来还少丹[6]，茱蓣苓地杜牛餐[7]，苁蓉楮实茴巴枸，远志菖蒲味枣丸。山茱肉、山药、茯苓、熟地黄、杜仲、牛膝、肉苁蓉、楮实子、小茴香、巴戟天（去骨）、枸杞、远志（去骨）、石菖蒲、五味子各二两，红枣一百枚姜煮（去皮、核），炼蜜丸如梧子大，每服三钱，淡盐汤下，一日两服。此丸功同八味丸，火未大虚者，更觉相宜。

---

〔1〕细玩：仔细玩味。意即细心体会。

〔2〕微饮：轻度的饮证。所谓饮就是泛指体内水液转输不利，停积于体腔、四肢等处的一类疾病。

〔3〕转胞：指妊娠小便不通，即孕妇因胎儿压迫膀胱，出现下腹胀而微痛、小便不通的一种病症。

〔4〕火衰之症：火指肾阳，即命门火。衰，衰弱。

〔5〕五水：水肿病因五脏受水气的影响，出现不同的证候，分为心水、肝水、脾水、肺水、肾水。

〔6〕杨氏：指杨倓，宋代人，著有《杨氏家藏方》。

〔7〕餐：服食。此处用"餐"字，为与上句的"丹"字同韵，便于朗诵、记忆。

陈修园：此交通心肾之方也。姜、附、椒、桂，热药也，热药如夏日可畏。此方诸品，固肾补脾，温热也，温药如冬日可爱。故时医每奉为枕秘[1]。然真火大衰者，断非此方可以幸效[2]；且柔缓之品[3]，反有减食增呕致泄之虞也[4]。

十七、龟鹿二仙胶

大补精髓，益气养神。

人有三奇精气神，求之任督守吾真，二仙胶取龟和鹿，枸杞人参共四珍[5]。鹿角（血者）十斤，龟板十斤，枸杞二十两，人参十五两，用铅坛如法熬膏。初服酒化一钱五分，渐加至三钱，空心服下。

李士材曰：人有三奇，精、气、神，生生之本也[6]。精伤无以生气，气伤无以生神。精不足者，补之以味。鹿得天地之阳气最全，善通督脉，足于精者，故能多淫而寿[7]；龟得天地之阴气最厚，善通任脉，足于气者，故能伏息而寿[8]。二物气血之属，又得造化之微[9]，异类有情[10]，竹破

---

〔1〕枕秘：意即置之枕下，留待自用，秘不示人。

〔2〕幸效：侥幸取得治效。

〔3〕柔缓之品：指"还少丹"中所用诸味药品，药性温和柔缓。

〔4〕虞：忧虑。

〔5〕四珍：即指龟胶、鹿胶、枸杞、人参。

〔6〕生生：哲学术语。指变化和新事物的产生。作者引李士材的话，认为精生气，气生神，生生不息。人体的精气神是变化发展的物质基础。若精不足，则气亏乏而神不旺，当从补之以味来治疗。

〔7〕多淫而寿：指鹿类动物，性交频繁却能长寿。

〔8〕伏息：龟的生活特点，常伏着休息。

〔9〕造化：大自然变化规律。　微：微妙。

〔10〕异类：一般称人类之外的动物为异类。此指龟鹿而言。　有情：有恩情，意即龟鹿这些异类对人有益处。

竹补之法也[1]。人参清食气之壮火，所以补气中之怯；枸杞滋不足之真阴，所以清神中之火[2]。是方也，一阴一阳，无偏胜之忧[3]；入气入血，有和平之美。由是精生而气旺，气旺而神昌，庶几龟鹿之年矣[4]，故曰二仙。

十八、圣愈汤

治一切失血，或血虚烦渴燥热，睡卧不宁，五心烦热作渴等症。

即四物汤加人参、黄芪。

柯韵伯曰：此方取参芪配四物，以治阴虚血脱等症。盖阴阳互为其根[5]，阴虚则阳无所附，所以烦热燥渴，而阳亦亡；气血相为表里，血脱则气无所归，所以睡卧不宁，而气亦脱。然阴虚无骤补之法，计在存阳；血脱有生血之机，必先补气。此阳生阴长、血随气行之理也。故曰：阴虚则无气，无气则死矣。前辈治阴虚，用八珍、十全，卒不获救者，因甘草之甘，不达下焦；白术之燥，不利肾阴；茯苓渗泄，碍乎生升[6]；肉桂辛热，动其虚火。此六味皆醇厚、和平而滋润，服之则气血疏通，内外调和，合于圣度矣[7]。

陈修园曰：此方为一切失血之良药，及血后烦热，睡卧不宁，五心烦热作渴[8]，可以兼治。其止血，妙在川芎一味；其退热，妙在黄芪一味；

---

[1] 竹破竹补之法也：常见竹工破竹，以竹为工具谓之"以竹破竹"。此处借喻利用龟鹿胶的补精益气的效能来治疗人体精气亏损之症，犹如以竹破竹。是方法简便、效能极高的一种补法。

[2] 清：人卫版作"补"，于理不顺。

[3] 偏胜：偏盛。即阴阳不调和，表现为阴阳某一方的亢盛。

[4] 庶几：将近，差不多。

[5] 阴阳互为其根：阴阳互相依存，双方均以对方存在为自身存在的前提，即所谓"阳根于阴，阴根于阳"。

[6] 生升：肾阳之气的发生与升华。

[7] 圣度：圣人制定的法度。

[8] 五心：即两手心、两足心和心前区。

其熟睡止渴，妙在人参一味。柯韵伯以参、芪为气分阳药[1]，取配四物等语，亦未免为俗说所囿也。《经》云："中焦受气取汁，变化而赤，是谓血。"血之流行，半随冲任而行于经络，半散于脉外而充于肌腠、皮毛。凡一切失血之症，其血不能中行于经络，外散于肌腠、皮毛，故从窍道涌出不止[2]。妙得川芎之温行，又有当归以濡之，俾血仍行于经络；得川芎之辛散，又有黄芪以鼓之，俾血仍散于肌腠、皮毛，源流俱清，而血焉有不止者乎！至于血后燥热，得黄芪以微汗之，则表气和而热退，即当归补血汤意也。睡卧不宁，血后阴虚所致。五脏属阴，唯人参能兼补之；五脏之阴长，则五心之烦热自除；烦热既除，则津液自生，燥渴自已，诸症可以渐退矣。自宋元以后，无一人能读《本草经》，此方疑有神助，非制方人识力所到也。柯韵伯卓卓不凡，但未读《本草经》，未免阙憾。

五脏有血，六腑无血，观剖诸兽腹，心下、夹脊、包络中多血，肝内多血，心、脾、肺、肾中各有血，六腑无血。近时以吐血多者为吐胃血，皆耳食昔医之误[3]。凡五脏血，吐出一丝即死。若吐血、衄血、下血及妇人血崩，皆是行于经络与散于肌腠之血，溢于上为吐衄，渗于下为崩下也。

十九、十味地黄丸

治上热下寒，服凉药更甚等症。

即桂附地黄丸倍用桂、附，加芍药、元参各四两。

陈修园曰：此孙真人《千金翼》方也。芍药能敛木中之火气[4]，以归其根；元参能启水中之精气，以交于上。故加此二味于八味丸中，一以

---

〔1〕气分：此处指气分证，温热病的化热阶段，以发热不恶寒，舌苔转黄为特点。多从卫分证转来，或由伏热内发。

〔2〕窍道：指人体出血的孔窍和通道。

〔3〕耳食：听到。

〔4〕敛木中之火气：收敛肝脏中的火气。敛，收。木，肝属木，指肝。

速附子之下行，一以行肉桂之上僭^[1]。凡口舌等疮，面红耳赤，齿牙浮动，服凉药而更甚者，此为秘法。

二十、正元丹

治命门火衰，不能生土，吐利厥冷；有时阴火上冲，则头面赤热，眩晕恶心；浊气逆满，则胸胁刺痛，脐肚胀急。

即四君子汤加山药、黄芪。人参三两，用川附子一两五钱煮汁收入，去附子。黄芪一两五钱，用川芎一两，酒煮收入，去川芎。山药一两，用干姜三钱，煎汁收入，去干姜。白术二两，用陈皮五钱，煮汁收入，去陈皮。茯苓二两，用肉桂六钱，酒煮汁收入，去肉桂。甘草一两五钱，用乌药一两，煮汁收入，去乌药。

上六味，除茯苓用文武火缓缓焙干，勿炒伤药性，为末。每服三钱，水一盏，姜三片，红枣一枚，煎数沸，入盐一捻，和滓调服。服后饮酒一杯，以助药力。按：炼蜜为丸，每服三钱，更妙。

陈修园曰：此方出虞天益《制药秘旨》，颇有意义。张石顽《医通》之注解亦精。石顽云："方本《千金方》一十三味，却取附子等辛燥之性，逐味分制四君、芪、薯之中，其力虽稍逊原方一筹^[2]，然雄烈之味，既去真泽，无形生化有形，允为温补少火之驯剂，而无食气之虞^[3]，真《千金》之功臣也。"

二十一、归脾汤

治思虑伤脾，不能摄血，致血妄行；或健忘怔忡，惊怪盗汗，嗜卧少食；或大便不调，心脾疼痛，疟痢郁结；或因病用药失宜，克伐伤脾，以致变症者，最宜之。

---

〔1〕僭（jiàn 建）：通"潜"。

〔2〕稍逊原方一筹：比原方药力稍差一些。

〔3〕食气：消耗人体正气。食，通"蚀"，消耗，损伤。

归脾汤内术芪神，白术、黄芪、炙茯神各二钱。参志香甘与枣仁，人参、酸枣仁（炒、研）各二钱，远志、木香各五分，甘草（炙）一钱。龙眼当归十味外，龙眼肉五枚，当归二钱。若加熟地失其真。本方只十味，薛氏加山栀、丹皮各一钱，名为加味归脾汤，治脾虚发热颇效。近医加熟地黄，名黑归脾汤，则支离甚矣。

陈修园曰：此方汇集补药，虽无深义，然亦纯而不杂。浙江、江苏市医加入熟地黄一味，名为黑归脾汤，则不通极矣。《内经》"阴阳"二字，所包甚广，而第就脏腑而言[1]。言阳盛阳衰者，指阳明而言；言阴盛阴衰者，指太阴而言。太阴者，脾也。《神农本经》补阴与补中二字互用，盖以阴者，中之守也。阴虚即是中虚，中虚即是阴虚。后人错认其旨，谓参、芪、白术为气药，补阳；归、地、芍药为血药，补阴；谓姜、桂、附子为热药，补阳；谓知、蘗、生地为寒药，补阴。满腔都是李士材、薛立斋、张景岳之庸论，则终身为误人之庸医矣。今即以此方言之，方中诸品，甘温补脾，即是补阴之剂，而命方不为"补"而为"归"者，归还其固有也。妙在远志入心，以治其源。即《内经痿论》所谓心主身之血脉，《生成篇》所谓诸血者皆属于心之旨也。木香入脾以治流，《本草经》名为五香，五为土数[2]，香又入脾，借其盛气，以嘘血归脾之义也[3]。方虽平钝，颇得《金匮要略》调以甘药，令饮食增进，渐能充血生精，以复真阴之不足。若加入熟地黄，则甘缓剂中杂以壅滞之品，恐缓者过缓，壅者增壅，脾气日困，不能输精入肾，欲补肾反以戕肾矣[4]。又有逍遥散加入熟地黄，名为黑逍遥散，更为无知妄作。吾知数年后，必将以四君子汤、六君子汤、生脉散等方，加入此味，名为黑四君子汤、黑六君子汤、黑生脉散矣，堪发一叹。

---

〔1〕第：只是。

〔2〕五为土数：按五行金木水火土，土排第五位。

〔3〕嘘：吹送。

〔4〕戕（qiāng 腔）：伤害。

二十二、大补阴丸

降阴火，补肾水。

大补阴丸绝妙方，向盲问道诋他凉[1]，地黄知柏滋兼降[2]，龟板沉潜制亢阳[3]。黄柏、知母各四两（俱用盐、酒炒）、熟地黄（酒润）、龟板（酥炙黄）各六两，为末，用猪脊髓蒸熟，和炼蜜为丸，桐子大，每服五六十丸，空心姜汤、盐汤、黄酒随意送下。

陈修园曰：知、柏寒能除热，苦能降火；苦者必燥，故用猪脊髓以润之，熟地以滋之，此治阴虚发热之恒法也[4]。然除热只用凉药，犹非探源之治[5]，方中以龟板为主，是介以潜阳法。丹溪此方，较六味地黄丸之力更优，李士材、薛立斋、张景岳辈，以苦寒而置之，犹未参透造化阴阳之妙也。

二十三、虎潜丸

治痿神方[6]。

即前方加味。黄柏、知母、熟地各三两，龟板四两，白芍、当归、牛膝各二两，虎胫骨、琐阳、陈皮各一两五钱，干姜五钱，酒煮羯羊肉为丸，如桐子大。每服五六十丸，姜汤、盐汤或黄酒送下。

二十四、加味虎潜丸

治诸虚不足，腰腿疼痛，行步无力，壮元气，滋肾水。

即前方再加味。照虎潜丸方再加人参、黄芪、杜仲、兔丝子、茯苓、破故纸、山药、

---

〔1〕向盲问道：即问道于盲，意为向无知者求教，徒劳无益。　诋他凉：诋毁大补阴丸为寒凉之药。诋，诋毁，贬低。

〔2〕滋兼降：滋阴兼能降火。

〔3〕龟板沉潜：乌龟的下腹甲称为龟板。味咸、甘，性平，入肝、肾经，能滋阴潜阳。

〔4〕恒法：常用方法。

〔5〕探源之治：找到疾病根源的治疗方法。

〔6〕痿：病名。指肢体筋脉弛缓，肌肉萎缩，肢体痿弱废用的一种疾病。

枸杞,去羊肉、干姜,以猪脊髓蒸熟,同炼蜜为丸,如桐子大,服法照前。

陈修园曰:观此二方,可知苦寒之功用神妙,非薛立斋、张景岳辈所可管窥[1]。喻嘉言《寓意草》谓苦寒培生气,诚见道之言也[2]。

二十五、全鹿丸

能补诸虚百损、五劳七伤,功效不能尽述。人制一料服之,可以延年一纪[3]。其法须四人共制一鹿,分而服之,逾年又共制之,四人共制四年,则每人得一全鹿;若一人独制一料,恐久留变坏,药力不全矣。

法用中鹿一只,宰好,将肚杂洗净,同鹿肉加酒煮熟,将肉横切,焙干为末,取皮同杂仍入原汤煮膏,和药末、肉末,加炼蜜为丸,其骨须酥炙为末,同入之。人参、白术、茯苓、炙草、当归、川芎、生地、熟地、黄芪、天冬、麦冬、枸杞、杜仲、牛膝、山药、芡实、兔丝子、五味子、琐阳、肉苁蓉、破故纸、巴戟肉、胡芦巴、川续断、覆盆子、楮实子、秋石、陈皮各一斤,川椒、小茴香、沉香、青盐各半斤,法须精制诸药为末,候鹿胶成就,和捣为丸,梧桐子大。焙干,用生绢作小袋五十条,每袋约盛一斤,悬直透风处。用尽一袋,又取一袋。阴湿天须用火烘一二次为妙。每服八九十丸,空心临卧姜汤、盐汤送下,冬月酒下。

陈修园曰:此方冠冕堂皇,富贵人家无不喜好。修园不韵不注,明者自知。然亦有不得不言者,肥厚痰多之人,内蕴湿热,若服此丸,即犯膏粱无厌发痈疽之戒也[4]。唯清瘦过于劳苦及自奉淡薄之人[5],或高年瘦弱,用此早晚两服,以代点心,不无补益耳。

---

〔1〕管窥:从竹管孔中观天。比喻对事物的观察和了解很不全面。
〔2〕见道:道,指医道,即医学原理。谓喻嘉言此论深合医学原理。
〔3〕一纪:十二年。
〔4〕膏粱无厌:膏,指肥肉。粱,指细粮。厌;满足。陈修园认为平时过着膏粱无厌的生活的富贵人,若服全鹿丸,就可能发生痈疽之类的病痛。
〔5〕自奉淡薄:指平时粗饭淡菜,生活俭薄。奉,供养、供奉。

重可镇怯

二十六、磁砂丸

治神水宽大渐散[1]，昏如雾露中行，渐睹空中有黑花，睹物成二体及内障神水淡绿色淡白色[2]。又治耳鸣及耳聋。柯韵伯云：治聋、癫、狂、痫如神。

磁砂丸最媾阴阳[3]，神曲能俾谷气昌，磁石二两，朱砂一两，神曲三两（生），更以一两水和作饼，煮浮，入前药，炼蜜为丸。内障黑花聋并治，若医癫痫有奇长[4]。

王又原曰：《经》曰："五脏六腑之精，皆上注于目。"则目之能视者，气也；目之所以能视者，精也。肾唯藏精，故神水发于肾；心为离照[5]，故神光发于心。光发阳而外映[6]，有阴精以为守，则不散而常明；水发阴而凝结，有阳气以为布，则洞悉而不穷[7]。唯心肾有亏，致神水干涸，神光短少，昏眊内障诸症所由作也[8]。《千金》以磁石直入肾经，收散失之神，性能引铁，吸肺金之气归藏肾水。朱砂体阳而性阴，能纳浮游之火而安神明。

---

[1] 神水：在目珠之内，黑膏之外有似稠痰者是也。或指泪液，以润泽眼珠者。此处似指眼睛的瞳孔而言。

[2] 内障：指主要发生于瞳神及眼内的疾病，以虚证居多，尤以肝肾不足、气血两亏为常见。

[3] 媾：此处有调和之意。

[4] 奇长：特别擅长。

[5] 心为离照：心为火光。离，八卦中之离卦，其象为火。照，光照。作者认为人眼之所以有神且能见物，是由心发出的。

[6] 光发阳而外映：即神光发于阳而能反映外物。

[7] 洞悉而不穷：即无穷无尽地清楚了解外界事物。

[8] 昏眊：眼睛看不清物体。

水能鉴，火能烛〔1〕，水火相济，而光华不四射欤？然目受脏腑之精，精俾于谷〔2〕，神曲能消化五谷，则精易成矣。盖神水散火，缓则不收，赖镇坠之品，疾收而吸引之〔3〕，故为急救之剂也。其治耳鸣耳聋等症，亦以镇坠之功能，制虚阳之上奔耳。

柯韵伯曰：此丸治癫痫之至剂，盖狂痴是心肾脾三脏之病。心藏神，脾藏意与智，肾藏精与志。心者，神明之主也。《经》云："主不明则十有二官危，使道闭塞而不通，形乃大伤。"即此谓也。然主何以不明也？心法离而属火〔4〕，真水藏其中；若天一之真水不足〔5〕，地二之虚火妄行〔6〕，所谓天气者蔽塞，地气者冒明，日月不明，邪害空窍，故目多妄见，而作此奇疾也。非金石之重剂以镇之，狂必不止。朱砂禀南方之赤色，入通于心，能降无根之火而安神明。磁石禀北方之黑色，入通于肾，吸肺金之气以生精，坠炎上之火以定志。二石体重而主降，性寒而滋阴，志同道合，奏功可立俟矣〔7〕。神曲推陈致新，上交心神，下达肾志，以生意智；且食入于阴，长气于阳，夺其食则已，此《内经》治狂法也。食消则意智明而精神治，是用神曲之旨乎！炼蜜和丸，又甘以缓之矣。

二十七、苏子降气汤

治痰嗽气喘。

降气汤中苏半归，桔前沉朴草姜依，风寒咳嗽痰涎喘，暴病无妨任指挥。

---

〔1〕水能鉴，火能烛：水如镜能鉴别物体，火光能照人。
〔2〕精俾于谷：精气受益于水谷而生。
〔3〕疾收：迅速收敛。
〔4〕心法离而属火：即心象离卦而属于火。
〔5〕天一之真水：指肾阴之水。肾主先天，藏先天真一之气，故有先天之本在肾的说法。
〔6〕地二之虚火：指肾阳之火，这是由于肾阴不足或亏损而引起的虚火妄动。
〔7〕俟（sì 似）：等待。

苏子、桔皮、半夏、当归、前胡、厚朴各一钱，沉香、炙甘草各五分，加姜煎。一方无沉香，加肉桂。苏子、前胡、桔皮、半夏降气，气行则痰行也。风寒郁于皮毛，则肺气逆而为喘，数药妙能解表。气以血为家，喘则流荡而忘返，故用当归以补血；喘则气急，故用甘草以缓其急。然出气者肺也，纳气者肾也，故用沉香之纳气入肾或肉桂之引火归元为引导。

陈修园曰：仲景云，喘家作桂枝汤，加厚朴、杏子佳。苏子降气汤即从此汤套出，时医皆谓切于时用，然有若似圣人[1]，唯曾子以为不可耳。

二十八、朱砂安神丸

治心神昏乱、惊悸怔忡，寤寐不安。

安神丸剂亦寻常，归草朱连生地黄，朱砂（另研）、黄连各半两，生地黄三钱、当归、甘草各二钱，为末，酒炮，蒸饼，丸如麻子，朱砂为衣，每服三十丸，临卧时津液下。昏乱怔忡时不寐，操存孟子云："操则存。"须令守其乡[2]。

陈修园曰：东垣之方，多乱杂无纪。唯此方用朱砂之重以镇怯，黄连之苦以清热，当归之辛以嘘血。更取甘草之甘以制黄连之太过，地黄之润以助当归所不及，方意颇纯[3]，亦堪节取。

二十九、四磨汤

治七情感伤，上气喘急，妨闷不食。

---

[1] 有若：春秋时人，孔子的学生。他的外貌跟孔子很相像，后来孔子死了，孔子的学生很思念孔子，就共推有若为师，但是这件事遭到孔子学生曾参的反对。陈修园引用此典以说明表面或形式上相似的东西，实质不一定相同。即认为苏子降气汤之治喘功效，不如仲景所肯定过的桂枝汤加厚朴、杏子。

[2] 操存须令守其乡：意谓治疗心神昏乱、惊悸怔忡、寤寐不安的病须治其心，则上述诸症悉除。操存，即操则存，坚持操守则道存。孟子引孔子的话说："操则存，舍则亡，出入无时，莫知其乡，唯心之谓与！"孔孟谈的是个人品德修养须从心的正直做起。修园引此典故在于强调说明心是根本，治疗神昏不寐等症须先从治心入手，方能奏效。

[3] 方意颇纯：组方的用意颇为纯一。

四磨汤治七情侵，参领槟乌及黑沉，人参、天台乌药、槟榔、黑沉香四味等分，各磨浓水，取十分，煎三五沸，空心服。或下养正丹，妙。磨汁微煎调逆气，虚中实症此方寻。

王又原曰：七情所感皆能为病，然愈于壮者之行，而成于弱者之着〔1〕。愚者不察，一遇上气喘急，满闷不食，谓是实者宜泻，辄投破耗等药，得药非不暂快，初投之而应，投之久而不应矣。夫呼出为阳，吸入为阴，肺阳气旺，则清肃下行，归于肾阴。是气有所收摄，不复散而上逆。若正气既衰，邪气必盛，纵欲削坚破滞，邪气必不伏。方用人参泻壮火以扶正气，沉香纳之于肾，而后以槟榔、乌药从而导之，所谓实必顾虚，泻必先补也。四品气味俱厚，磨则取其味之全，煎则取其气之达，气味齐到，效如桴鼓矣！其下养正丹者，暖肾药也。本方补肺气，养正丹温肾气，镇摄归根，喘急遄已矣〔2〕。

三十、黑锡丹

治脾元久冷，上实下虚，胸中痰饮；或上攻头目及奔豚上气〔3〕，两肋膨胀，并阴阳气不升降，五种水气，脚气上攻；或卒暴中风，痰潮上膈等症。

镇纳浮阳黑锡丹〔4〕，硫黄入锡结成团。胡芦故纸茴沉木，桂附金铃肉蔻丸。黑锡、硫黄各三两，同炒结砂，研至无声为度，胡芦巴、沉香、熟附子、肉桂各半两，茴香、破故纸、肉豆蔻、金铃子（去核）、木香各一两，研末，酒煮面糊为丸，梧子大，阴干，以布袋擦令光莹，每服四十丸，姜汤下。

陈修园曰：此方一派辛温之中，杂以金铃子之苦寒为导，妙不可言。

---

〔1〕七情所感皆能为病……而成于弱者之着：七情伤人，强壮者可免患，而衰弱者就会得病。因为长期为七情所扰，加上体弱，便易于得病。
〔2〕遄（chuán 船）：急速。　已：停止。
〔3〕奔豚上气：《难经》列为五积之一。属肾之积。症见有气从少腹上冲胸脘、咽喉，发时痛苦剧烈，或有腹痛，或往来寒热；病延日久，可见咳逆、骨痿、少气等症。多由肾脏阴寒之气上逆或肝经火气冲逆所致。
〔4〕镇纳：镇定收纳。　浮阳：即阳气上浮，亦即上文喻嘉言所说的"阴火逆冲，真阳暴脱"的症状。

喻嘉言曰：凡遇阴火逆冲，真阳暴脱，气喘痰鸣之急症，舍此丹别无方法。即痘疹各种坏症，服之无不回生。予每用小囊佩带随身，恐遇急症不及取药，且欲吾身元气温养其药，借手效灵，厥功历历可纪[1]。

徐灵胎曰：镇纳元气，为治喘必备之药，当蓄在平时，非一时所能聚合也。既备此丹，如灵砂丹、养正丹之类，可不再备。

三十一、全真益气汤

滋阴降火之神方。

即生脉散方见寒剂。加熟地五七钱或一两，白术三钱，牛膝、附子各二钱，水煎服。

陈修园曰：此《冯氏锦囊》得意之方[2]，无症不用，俱云神效。其实大言欺人，修园不信也。方以熟地滋肾水之干，麦冬、五味润肺金之燥，人参、白术补中宫土气，俾上能散津于肺，下能输精于肾。附子性温以补火，牛膝引火气下行，不为食气之壮火，而为生气之少火。从桂附地黄丸套来，与景岳镇阴煎同意。然驳杂浅陋，不可以治大病。唯痘科之逆症相宜，以诸药皆多液之品，添浆最速也[3]。

三十二、二加龙骨汤

治虚痨不足，男子失精，女子梦交，吐血，下利清谷，浮热汗出，夜不成寐等症。

即桂枝加龙骨牡蛎汤方见《真方歌括·虚劳门》。去桂枝，加白薇一钱五分，附子一钱。白芍、生姜各二钱，炙甘草一钱五分，红枣三枚，龙骨三钱，生牡蛎四钱，白

---

〔1〕厥功：其功。　可纪：可记。

〔2〕冯氏锦囊：丛书，清代冯兆张著。包括《内经纂要》《杂症大小合参》《痘疹全集》《杂症痘疹药性主治会参》等。

〔3〕添浆：增添痘浆。作者认为全真益气汤中各种药物，由于多液，有利于迅速使痘家由逆症转为顺症的作用。

薇一钱五分，附子一钱，水煎服。

陈修园曰：此方探造化阴阳之妙，用之得法，效如桴鼓。庸医疑生姜之过散，龙骨、牡蛎之过敛，置而不用，以致归脾汤、人参养荣汤等后来居上，询可浩叹[1]！宣圣云："民可使由之，不可使知之[2]。"此方所以然之妙，修园亦不说也[3]。予友林雨苍有《神农本草经三注》，采集予之注解颇多。逐味查对后，再读此方，便觉有味。

---

〔1〕询：通"洵"，确实。　浩叹：因感慨而发出的长叹。
〔2〕宣圣：孔子。　民可使由之，不可使知之：修园此处引孔子的话，指责庸医们不能正确领会上方的妙用，以发泄对庸医的愤慨。
〔3〕宣圣云……修园亦不说也：人卫版删。

轻可去实 即发汗解肌之法也。

三十三、九味羌活汤

一名冲和汤，四时感冒发散之通剂。

冲和汤内用防风，羌活辛苍草与芎，汗本于阴芩地妙[1]，三阳解表一方通[2]。羌活、防风、苍术各钱半，白芷、川芎、黄芩、生地、甘草各二钱[3]，细辛九分[4]，加生姜、葱白煎。

陈修园曰：羌活散太阳之寒，为拨乱反正之药，能除头痛项强及一身尽痛无汗者，以此为主。防风驱太阳之风，能除头痛项强、恶风自汗者，以此为主。又恐风寒不解，传入他经，以白芷断阳明之路，黄芩断少阳之路，苍术断太阴之路，多汗者易白术。川芎断厥阴之路，细辛断少阴之路，又以甘草协和诸药，使和衷共济也。佐以生地者，汗化于液，补阴即托邪之法也。

三十四、人参败毒散

治伤寒，瘟疫，风湿，风眩，拘蹜，风痰头痛、目眩，四肢痛，憎寒壮热，项强、睛疼。老人、小儿皆可服。

---

[1]汗本于阴：汗为心液，为津液所化，属阴。此方以发散解肌表之邪，邪随汗去；但又恐出汗过多而伤及津液而损心血，故用生地之补阴以托邪。

[2]三阳解表：即解三阳肌表之邪。三阳即太阳、阳明、少阳。太阳主一身之表，一般说来病邪由外而入，先犯太阳经，依次传入阳明、少阳，再次转入三阴（太阴、厥阴、少阴）。 一方通：指九味羌活汤可以通用于四时感冒，以解肌、发散。

[3]各二钱：原作"各一钱"，据人卫版改。

[4]细辛九分：原作"细辛五分"，据人卫版改。

人参败毒草苓芎，羌独柴前枳桔同，瘟疫伤寒噤口痢[1]，托邪扶正有奇功。人参、茯苓、枳壳、桔梗、柴胡、前胡、羌活、独活、川芎各一钱，甘草五分，加生姜煎。烦热口干，加黄芩。

汪讱庵曰：羌活理太阳游风[2]，独活理少阴伏风[3]，兼能去湿除痛；川芎、柴胡和血升清；枳壳、前胡行痰降气；甘、桔、参、茯清肺强胃；主之以人参者，扶正气以匡邪也[4]。加陈仓米三钱，名仓廪汤，治噤口痢。

三十五、香苏饮

治四时感冒，发表轻剂。

香苏饮内草陈皮，紫苏叶二钱，香附、炒陈皮各一钱五分，炙草一钱，加姜、葱，水煎服，微覆取汗。汗顾阴阳用颇奇，紫苏，血中气药；香附，气中血药；甘草兼调气血；陈皮宣邪气之郁，从皮毛而散。视时方颇高一格。芜芥芎防蔓子入，再加秦芜、荆芥、川芎、蔓荆子各一钱，《医学心悟》名加味香苏饮。解肌活套亦须知。

陈修园曰：仲景麻、桂诸汤[5]，从无他方可代。后人易以九味羌活汤、人参败毒散及此汤，看似平稳，其实辛烈失法。服之得汗，有二虑：一虑辛散过汗，重为亡阳，轻则为汗漏也；一虑辛散逼汗，动脏气而为鼻衄，伤津液而为热不退、渴不止也。服之不得汗，亦有二虑：一虑辛散煽动内火，助邪气入里而为狂热不得寐；一虑辛散拔动肾根，致邪气入阴而为脉细但欲寐也。若用仲景之法则无是虑。

---

〔1〕噤口痢：病名。指痢疾患者饮食不进或呕不能食。多由疫痢、湿热痢演变而成，或见于疫痢、湿热痢病程中的某一阶段，是痢疾比较严重的证候。
〔2〕太阳游风：游动性风邪侵犯太阳经而引起的疾病。
〔3〕伏风：埋伏或潜伏的风邪。
〔4〕匡邪：此处有治邪意，使邪气得到控制。
〔5〕仲景麻、桂诸汤：人卫版作"仲景麻黄诸汤"。

三十六、升麻葛根汤

治阳明表热下痢，兼治痘疹初发。

钱氏升麻葛根汤，芍药甘草合成方。升麻三钱，葛根、芍药各二钱，炙草一钱。阳明发热兼头痛，及目痛、鼻干不得卧等症。下利生斑疹痘良。

新订：症同太阳，而目痛、鼻干、不眠，称阳明者，是阳明自病，而非太阳转属也。此方仿仲景葛根汤，恶姜、桂之辛热，大枣之甘壅而去之，以升麻代麻黄，便是阳明表剂，与太阳表剂迥别。葛根甘凉，生津去实，挟升麻可以托散本经自病之肌热，并可以升提与太阳合病之自利也。然阳明下利，即是胃实谵语之兆，故以芍药之苦甘，合用以养津液，津液不干，则胃不实矣。至于疹痘，自里达表、内外皆热之症，初起亦须凉解。

三十七、小续命汤

六经中风之通剂。

小续命汤千金桂附芎，麻黄参芍杏防风，黄芩防己兼甘草，风中诸经以此通。通治六经中风，㖞邪不遂，语言塞滞，及刚柔二痉，亦治厥阴风湿。防风一钱一分，桂枝、麻黄、人参、酒芍、杏仁、川芎、防己、甘草各八分，附子四分，姜、枣煎服。

陈修园曰：天地之噫气为风，和风则生长万物，疾风则摧折万物。风之伤人者，皆带严寒肃杀之气，故此方桂、芍、姜、草即《伤寒论》之桂枝汤；麻、杏、甘草即《伤寒论》之麻黄汤；二方合用，立法周到。然风动则火升，故用黄芩以降火；风胜则液伤，故用人参以生液；血行风自灭，故用芎、芍以行血。防风驱周身之风，为拨乱反正之要药；附子补肾命之根，为胜邪固本之灵丹；防己纹如车辐，有升转循环之用，以通大经小络。药品虽多，而丝丝入扣，孙真人询仲景下之一人也。

三十八、地黄饮子

治舌暗不能言，足废不能行，此谓少阴气厥不至，急当温之，名曰痱症。

地黄饮子少阴方，桂附蓉苓并地黄，麦味远蒲萸战斛，薄荷加入煮须详。

肉桂、附子、肉苁蓉、茯苓、熟地黄、麦冬、五味子、远志、菖蒲、山茱萸、巴戟天、石斛各五分，薄荷叶七片，水一杯二分，煎八分，温服。

陈修园曰：命火为水中之火，昔人名为龙火。其火一升，故舌强不语，以肾脉荣于舌本也；火一升而不返，故猝倒不省人事，以丹田之气欲化作冷风而去也。方用桂、附、苁蓉、巴戟以导之。龙升则水从之，故痰涎如涌，以痰之本则为水也。方用熟地、茯苓、山药、石斛以安之。火迸于心，则神识昏迷，方用远志、菖蒲以开之。风动则火发，方用麦冬、五味子以清敛之。肾主通身之骨，肾病则骨不胜任，故足废不能行。方用十二味以补之。然诸药皆质重性沉，以镇逆上之火，而火由风发，风则无形而行疾，故用轻清之薄荷为引导。又微煎数沸，不令诸药尽出重浊之味，俾轻清走于阳分以散风[1]，重浊走于阴分以镇逆。刘河间制方之妙，汪切庵辈从未悟及，无怪时医之愦愦也[2]。

三十九、资寿解语汤

治中风脾缓，舌强不语，半身不遂。与地黄饮子同意，但彼重在肾，此重在脾。

资寿特名解语汤，专需竹沥佐些姜，羌防桂附羚羊角，酸枣麻甘十味详。

羌活五分、防风、附子、羚羊角、酸枣仁、天麻各一钱，肉桂八分，甘草（炙）五分，水二杯，煎八分，入竹沥五钱，生姜汁二钱，调服。喻嘉言治肾气不萦于舌本，加枸杞、首乌、天冬、菊花、石蒲、元参。

陈修园曰：此与前方相仿，但表药较多，外症重者相宜。方中羚羊角一味甚妙。

---

〔1〕阳分：与下句"阴分"相对应。阳分，指外露、浅表部分。本文指轻清、味薄的药性可以向上、向外发散以祛风泄邪。

〔2〕愦愦：混乱不清，糊涂。

四十、藿香正气散

治外受四时不正之气，内停饮食，头痛寒热或霍乱吐泻，或作虐疾。

藿香正气芷陈苏，甘桔陈苓术朴俱，夏曲腹皮加姜枣，感伤外感内伤。岚障并能驱。藿香、白芷、大腹皮、紫苏、茯苓各三两，陈皮、白术、厚朴、半夏曲、桔梗各二两，甘草一两。每服五钱，加姜、枣煎。

陈修园曰：四时不正之气，由口鼻而入，与邪伤经络者不同。故不用大汗以解表，只用芳香利气之品，俾其从口鼻入者，仍从口鼻出也。苏、芷、陈、腹、朴、梗皆以气胜，韩昌黎所谓"气胜则大小毕浮"[1]，作医等于作文也。茯、半、术、草皆甘平之品，培其中气，孟子所谓"正己而物正"[2]，医道通于治道也。若邪伤经络，宜审六经用方，不可以此混用杀人。

按：夏月吐泻，多是伏阴在内，理中汤为的方。时医因此汤有治霍乱吐泻之例，竟以为夏月吐泻通剂，实可痛恨。嘉庆丁巳岁，医生郑培斋患此症，自服藿香正气散不效，延孝廉陈倬为商之，再进一服，少顷，元气脱散，大喘大汗而死。是向以误人者，今以自误。设使地下有知，当亦悔不读书之过也。

四十一、香薷饮

三物香薷豆朴先，香薷辛温，香散能入脾肺，发越阳气，以散蒸热，厚朴除湿散满，扁豆清暑和脾，名三物香薷饮。若云热盛益黄连，名黄连香薷饮，《活人》治中暑热盛，

---

〔1〕韩昌黎：韩愈，字退之，昌黎人。唐代著名散文家，世称韩昌黎。　气胜则大小毕浮：这是韩愈答李翊书中的话。强调了写文章当以气胜，气盛则出言有本，至于语句之短长，声调之抑扬顿挫，无不相宜。陈修园引此借以说明治病亦当如此，即用芳香利气之类药物可驱病邪。

〔2〕孟子：即孟轲，字子舆，战国时鲁之邹人，是继孔丘之后的儒学大师。　正己而物正：语出《孟子》，指德高望重的大人，能以其崇高的德行感化其左右的人和影响周围的事物。修园引此句，主要说明人体正气与邪气的关系。即人体正气充足，则病邪自去，故治病当培其中气，使病邪自除。

口渴心烦。草苓五物前方加茯苓、甘草,名香薷五物饮。还十物,瓜桔参芪白术全。前方加木瓜、桔皮、人参、黄芪、白术名十味香薷饮。

叶仲坚曰:饮与汤稍有别,服有定数名汤,时时不拘者名饮。饮因渴而设,用之于温暑,则最宜者也。然胃恶燥,脾恶湿,多饮伤脾,反致下利。治之之法,心下有水气者,发汗;腹中有水气者,利小便。然与其有水患而治之,曷若先选其能汗能利者用之。香薷芳草辛温,能发越阳气,有彻上彻下之功,故治暑者君之[1],以解表利小便。佐厚朴以除湿,扁豆以和中,合而用之为饮;饮入于胃,热去而湿不留,内外之暑悉除矣。若心烦口渴者,去扁豆,加黄连,名黄连香薷饮。加茯苓、甘草,名五物。加木瓜、参、芪、桔、术,名十味。随症加减,尽香薷之用也。然劳倦内伤,必用清暑益气;内热大渴,必用人参、白虎;若用香薷,是重虚其表,而反济其内热矣。香薷乃夏月解表之药,如冬月之麻黄,气虚者尤不可服。今人不知暑伤元气,概用以代茶,是开门揖盗也[2]。

四十二、五积散

治感冒寒邪,头疼身痛,项背拘急,恶寒呕吐,肚腹疼痛及寒湿客于经络,腰脚骨髓酸痛及痘疮寒胜等症。去麻黄酒煮,治痢后鹤膝风甚效。

《局方》五积散神奇[3],归芍参芎用更奇,桔芷夏苓姜桂草,麻苍枳朴与陈皮。当归、麻黄、苍术、陈皮各一钱,厚朴、干姜、芍药、枳壳各八分,半夏、白芷各七分,桔梗、炙草、茯苓、肉桂、人参各五分,川芎四分,水二钟,姜三片,葱白三茎,煎八分,温服。

陈修园曰:表里俱寒,外而头项强痛,内而肚腹亦痛,较桂枝症更重者[4],

〔1〕君之:以之为君。即把香薷作为治暑的主药。
〔2〕开门揖盗:打开大门迎接强盗进来。喻引进坏人,自招祸患。意即滥用香薷会进一步损害体中正气,不仅无益,反而有害。
〔3〕《局方》:指宋代的《太平惠民和剂局方》。
〔4〕桂枝症:指张仲景《伤寒论》中桂枝汤适应证。

服此汤。

四十三、小柴胡去参加青皮汤

治疟病初起。

即小柴胡汤方见《真方歌括上卷·少阳篇》。去人参，加青皮二钱。

陈修园曰：疟症初起，忌用人参，时医之伎俩也。然相沿既久，亦姑听之。第初起无汗者，宜加麻黄二钱；多汗者，宜加白芍、桂枝各二钱；寒多者，宜加桂枝、干姜各二钱；热多者，宜加贝母、知母各二钱；口渴者，去半夏，加栝蒌根二钱五分。

四十四、小柴胡加常山汤

凡疟症三发之后皆可服。天明时一服，疟未发前一时一服，神效。

即柴胡汤加常山三钱，生用不炒。如服后欲吐者，即以手指探吐，痰吐尽则愈。

陈修园曰：常山一味，时医谓为堵截之品，误信李士材、薛立斋之说，不敢用之，而不知是从阴透阳，逐邪外出之妙品。仲景用其苗，名蜀漆，后世用其根，实先民之矩矱[1]，即云涌吐，而正取其吐去积痰，则疟止。

---

[1]先民：指古代人。 矩矱（yuē 约）：法度。

宣可决壅

以君召臣曰宣。宣者，涌吐之剂也。又郁而不散为壅，必宣以散之。如生姜、桔皮之属是也。又纳药鼻中以取嚏亦是。

四十五、稀涎汤

治风痰不下，喉中如牵锯，或中湿肿满。

四十六、通关散

稀涎皂半草矾班[1]，皂角一个，大半夏十四粒，炙甘草一钱，白矾二钱，为末。每服一钱，用生姜少许，冲温水灌之，得吐痰涎即醒。此夺门之兵也。风初中时，宜用之。直中痰潮此斩关[2]，更有通关辛皂末，细辛、皂角为末，吹鼻中，名通关散。吹来得嚏保还生[3]。卒中者用此吹鼻，有嚏者可治，无嚏者为肺气已绝。

陈修园曰：顽痰上塞咽喉，危在顷刻，当以此攻之。然痰为有形也，痰厥宜涌吐以出其痰；气无形也，气厥宜取嚏以宣其气。二者皆所以开其闭也。若脱症昏倒，不省人事，亦用此法以开之，是速其死也，慎之！

四十七、越鞠丸

治脏腑一切痰、食、气、血诸郁为痛、为呕、为胀、为利者。

六郁宜施越鞠丸[4]，芎苍曲附并栀餐，食停气血湿痰火，得此调和

---

〔1〕班：班列，即俱备。
〔2〕直中：中风不语。　痰潮：痰涎上涌如潮水上涨。　斩关：破关而入，喻皂角等四味药物都有直接化痰的功效。
〔3〕还生：人卫版作"生还"，如从押韵看，似以"生还"为佳。
〔4〕六郁：即食郁、气郁、血郁、痰郁、湿郁、火郁的总称。六郁以气郁为主，气机通畅则诸郁皆舒，痛闷可除，故用越鞠丸。

顷刻安。吴鹤皋曰：香附开气郁，抚芎调血郁，苍术燥湿郁，栀子清火郁，神曲消食郁，各等分，麦芽煎汤泛丸。又湿郁加茯苓、白芷，火郁加青黛，痰郁加星、夏、瓜蒌、海石，血郁加桃仁、红花，气郁加木香、槟榔，食郁加麦芽、山楂，挟寒加吴茱萸。

季楚重曰：《经》云："太阴不收，肺气焦满。"又云："诸气愤郁，皆属于肺。"然肺气之布，必由胃气之输；胃气之运，必本三焦之化[1]。甚至为痛、为呕、为胀、为利，莫非胃气不宣、三焦失职所致。方中君以香附快气，调肺之拂郁；臣以苍术开发，强胃而资生；神曲佐化水谷；栀子清郁导火，于以达肺腾胃而清三焦；尤妙抚芎之辛，直入肝胆以助妙用，则少阳之生气上朝而营卫和，太阴之收气下肃而精气化。此丹溪因五郁之法而变通者也。然五郁之中，金木为尤甚。前人用逍遥散调肝之郁兼清火滋阴；泻白散清肺之郁兼润燥降逆；要以木郁上冲即为火，金郁敛涩即为燥也。如阴虚不知滋水，气虚不知化液，是又不善用越鞠矣。

陈修园曰：诸病起于郁者难医。时医每以郁金统治之，是徇名之误也。此药《本经》不载，《唐本》有之[2]。《唐本》云："气味苦寒无毒，主血积，下气生肌，止血，破恶血，血淋，尿血，金疮。"原文只此二十四字，大抵破血下气及外敷之品，无一字言及解郁，录此以为误用者戒。

四十八、逍遥散

治肝家虚火旺，头痛目眩颊赤，口苦倦怠烦渴，抑郁不乐，两胁作痛，寒热，小腹重坠，妇人经水不调，脉弦大而虚。

逍遥散用芍当归，术草柴苓慎勿违，柴胡、当归、白芍、白术、茯苓各一钱，甘草炙五分，加煨姜、薄荷煎。散郁除蒸功最捷[3]，《医贯》曰："方中柴胡、薄荷

---

〔1〕三焦之化：指三焦的气化作用。

〔2〕《唐本》：即《新修本草》，简称《唐本草》。苏敬等撰于659年，是世界上最早由国家制定颁行的药典，共54卷，对唐以前药物学成就作了系统的归纳和总结。原书已佚，但《证类本草》一书中保存了其部分内容。

〔3〕除蒸：清除向上的火气。蒸，气向上。

二味最妙。"盖木喜风摇，寒即摧萎，温即发生，木郁则火郁，火郁则土郁，土郁则金郁，金郁则水郁，五行相因，自然之理也。余以一方治木郁而诸郁皆解，逍遥散是也。丹栀加入有元机[1]。加丹皮、栀子，名八味逍遥散，治肝伤血少经枯。

赵羽皇曰：此治肝郁之病。而肝之所以郁者，其说有二，一为土虚，不能升木也；一为血少，不能养肝也。盖肝为木气，全赖土以滋培，水以灌溉。若中土虚，则木不升而郁；阴血少，则肝不滋而枯。方用白术、茯苓者，助土德以升木也；当归、芍药者，益荣血以养肝也。薄荷解热，甘草和平；独柴胡一味，一以为厥阴之报使，一以升发诸阳。《经》云："木郁则达之。"遂其曲直之性，故名之曰逍遥。

---

〔1〕元机：亦作玄机，道家用语，指深奥玄妙的道理与作用。

通可行滞 火气郁滞，宜从小便利之，通为轻，泄为重也。

四十九、导赤散

治心热口糜舌疮，小便黄赤，茎中痛、热、急不通。

导赤原来地与通，草梢竹叶四般攻，口糜茎痛兼淋沥，泻火功归补水中[1]。等分煎。生地凉心血，竹叶清心气，木通泻心火而入小肠，草梢达肾茎而止痛。

季楚重曰：泻心汤用黄连，所以治实邪；实邪责木之有余[2]，泻子以清母也。导赤散用地黄，所以治虚邪；虚邪责水之不足，壮水以制火也[3]。

五十、五淋散

治膀胱有热，水道不通，淋涩不出，或尿如豆汁，或成砂石，或为膏汁，或热怫便血。

五淋散用草栀仁，归芍茯苓亦共珍，赤茯苓三钱，芍药、山栀仁各二钱，当归、细甘草各一钱四分，加灯心，水煎服。气化原由阴以育，调行水道妙通神。

柯韵伯曰：《经》云："膀胱者，州都之官，津液藏焉。"又申其旨曰："气化则能出。"何也？盖膀胱有上口而无下口，能纳而不出；唯气为水母[4]，必太阳之气化[5]，而膀胱之尿始出，是水道固借无形之气化，不专责有形

---

〔1〕泻火功归补水中：意即当阴阳偏衰，肾阴不足不能制阳而引起阳亢症状，治疗上则应阳病治阴，滋补肾阴以制阳；反之制阳泻火须从滋补肾阴才能从根本上收到功效。

〔2〕责木之有余：意为当推究肝热太盛的原因。责，推究。木之有余，肝热太盛或偏亢。

〔3〕壮水以制火：即用大补肾中真阴的方法来消除因肾阴不足而引起的阳亢症状。

〔4〕气为水母：水由气生成。

〔5〕太阳：指足太阳膀胱经。

之州都矣。夫五脏之水火，皆生于气，气平则为少火，少火生气；而气即为水，水精四布，下输膀胱，源清则洁矣。气有余则为壮火，壮火食气[1]，则化源无借[2]，为癃闭、淋涩、膏淋、豆汁、砂石、脓血，而水道为之不利矣。总由化源之不清，非决渎之失职[3]。若以八正[4]、舟车[5]、禹功[6]、浚川等剂治之[7]，五脏之阴虚，太阳之气化绝矣。故急用栀、芩治心肺，以通上焦之气，而五志火清[8]；归、芍滋肝肾，以安下焦之气，而五脏阴复；甘草调中焦之气，而阴阳分清，则太阳之气自化，而膀胱之水洁矣。此治本之计，法之尽善者也。

五十一、通关丸

又名滋肾丸。治下焦湿热，小便点滴不通，以致胀闷欲死。

尿癃不渴下焦疏，病在下焦故不渴，宜清下焦之热，疏通水道。知柏同行肉桂扶[9]，黄柏、知母（俱酒炒）各二两，肉桂二钱，炼蜜丸如桐子大，每服五十丸，空心白汤下，名通关丸。丸号通关能利水，又名滋肾补阴虚。原方为肺痿声嘶，喉痹咳血，

---

〔1〕壮火食气：人体中内养脏腑，外充肌肤的阳气，是生理上的火，称为少火。若阳气过亢，火热内生，则成病理上的火，称为壮火。这种偏亢的火，能使物质的消耗增加，以致伤阴耗气，谓之壮火食气。食，消耗。

〔2〕化源无借：气化的源头，失去凭借。

〔3〕决渎：指尿道。

〔4〕八正：即八正散，功能清热泻火，利水通淋。

〔5〕舟车：即舟车丸，又名舟车神祐丸，功能行气逐水。方见《丹溪心法》。

〔6〕禹功：即禹功散。治阳水、便秘、脉实而元气未伤者。

〔7〕浚川：即浚川丸，治水肿及单腹胀满、气促、食减。方见《证治准绳》。

〔8〕五志：喜、怒、思、忧、恐五种情志的合称。《内经》认为情志的变动和五脏的机能有关，心志为喜，肝志为怒，脾志为思，肺志为忧，肾志为恐。此处只指五脏而言。

〔9〕知柏同行：知母、黄柏同用。二者性味皆苦寒无毒，知母取其下水益气，黄柏取其清五脏、肠胃中之热，以加速水道之通畅。　肉桂扶：肉桂气味辛温无毒，主百病，为诸药先聘通使，故作补助之药。

烦燥而设，东垣借用以治癃闭喘胀。

陈修园曰：尿窍一名气门，以尿由气化而出也。气者，阳也，阳得阴则化。若热结下焦，上无口渴之症，以此丸清下焦之热，则小便如涌矣。此症若口渴，宜《济生》肾气丸[1]、《金匮》瞿麦丸主之[2]。然又有巧法焉，譬之滴水之器，闭其上窍，则下窍不通，去其上窍之闭，则水自流矣。用补中益气丸或吐法甚妙。又于利水药中，入麻黄之猛，能通阳气于至阴之地[3]；配杏仁之降，俾肺气下达州都，此从高原以导之，其应如响。虚人以人参、麻黄各一两，水煎服亦妙。夏月以苏叶、防风、杏仁各三钱，水煎温服，覆取微汗亦妙。

五十二、六一散

一名天水散。治夏时中暑，热伤元气，内外俱热，无气以动，烦渴欲饮，肠胃枯涸者。又能催生下乳，积聚水蓄，里急后重，暴注下迫者宜之。加朱砂三钱，名益元散。

六一散中滑石甘，热邪表里可兼探[4]，滑石六两，甘草一两，为末，灯心汤下。亦有用新汲水下者。益元散再入朱砂研，加朱砂三钱，名益元散。泻北玄机在补南[5]。

---

[1]《济生》肾气丸：《济生方》方。又名加味肾气丸。治肾阳不足，腰重，水肿，小便不利等。

[2]《金匮》瞿麦丸：可能指《金匮》中的栝蒌瞿麦丸，治小便不利、有水气而渴者。方用薯蓣、茯苓各三两，栝蒌根二两，附子一枚（炮），瞿麦一两，研末，炼蜜丸如梧子大。每服二丸，日三服。

[3]至阴：指肾。《素问·水热穴论》曰："肾者，至阴也。"

[4]兼探：意谓在表或在里的热邪可以兼治。探，有远取义，远取犹深取，引申为治。

[5]泻北玄机在补南：用泻北（泻水）的方法、途径达到补南（补火）的目的。玄机，奥妙作用。正如柯韵伯在方解中所说的"益气而不助邪，逐邪而不伤气"。可见益气可以更好地逐邪，逐邪亦有助于益气。

柯韵伯曰：元气虚而不支者死，邪气盛而无制者亦死。今热伤元气，无气以动，斯时用参芪以补气，则邪愈甚；用芩连以清热，则气更伤。唯善攻热者不使丧人元气，善补虚者不使助人邪气，必得气味纯粹之品以主之。滑石禀土冲和之气，能上清水源，下通水道，荡涤六腑之邪热，从小便而泄矣。甘草禀草中冲和之性，调和内外，止渴生津，用以为佐，保元气而泻虚火，则五脏自和矣。然心为五脏主，暑热扰中，神明不安，必得朱砂以镇之，则神气可以遽复；凉水以滋之，则邪热可以急除，此补心之阳，寒亦通行也[1]。至于热利初起、里急后重者宜之，以滑可去著也[2]。催生下乳，积聚蓄水等症，同乎此义，故兼治之。是方也，益气而不助邪，逐邪而不伤气，不负益元之名矣。宜与白虎、生脉三方鼎足可也。

---

〔1〕补心之阳，寒亦通行：即扶助心阳，里寒即化。

〔2〕滑可去著：滑者，润泽之谓也。著，通"着"，滞溜之意。是指用润泽滑肠的药物使大便通降；或用滑利通淋的药物治疗湿热凝结之淋证。

泄可去闭 邪盛则闭塞不通，必以泄剂，从大便逐之。

五十三、备急丸

治寒气冷食稽留胃中，心腹满痛，大便不通者。

姜豆大黄备急丸，干姜、大黄各二两，巴豆一两，去皮，研如脂，和蜜丸如豆大，密藏勿泄气，候用。每服三四丸，暖水或酒下。专攻闭痛及停寒[1]兼疗中恶人昏倒[2]，阴结垂危得此安[3]。

柯韵伯曰：大便不通，当分阳结阴结[4]。阳结有承气、更衣之剂；阴结又制备急、白散之方[5]。《金匮》用此治中恶，当知寒邪卒中者宜之；若用于温暑热邪，速其死矣。是方允为阴结者立，干姜散中焦寒邪，巴豆逐肠胃冷积，大黄通地道[6]，又能解巴豆毒，是有制之师也。然白散治寒结在胸，故用桔梗佐巴豆，用吐下两解法。此则治寒结肠胃，故用大黄佐干姜、巴豆，以直攻其寒。世徒知有温补之法，而不知有温下之法，所以但讲虚寒，而不议及寒实也。

五十四、三一承气汤

即大承气汤方见《真方歌括·上卷·阳明篇》。加甘草二钱。

---

〔1〕闭痛及停寒：指由冷食、寒气停留胃内而引起的心腹胀痛、大便不通的症状。

〔2〕中恶：因触冒不正之气或突见怪异而受惊恐，突然呈现手足逆冷、面色发青、精神恍惚、头目昏晕或言语错乱，甚则口噤、昏厥等症状。

〔3〕阴结：由脾胃虚寒所致的大便秘结。

〔4〕阳结：即热结。指邪热入胃、大便燥结的阳明腑实证。

〔5〕白散：《伤寒论》方。桔梗、贝母各三分，巴豆一分，为末，冲服。体壮者服半钱匕，体弱者酌减。功能涌吐实痰，泻下寒积。治寒实结胸，痰涎壅盛，呼吸困难，脉沉紧等。

〔6〕地道：此处指通大便。

陈修园曰：仲景三承气汤尽美尽善，无可加减。刘河间于此方加甘草一味，便踰仲景矩矱[1]。然意在调胃，于外科杂症等颇亦相宜，视陶节庵六一顺气汤更高一格。

又按[2]：张宪公云："承者，以卑承尊而无专成之义。天尊地卑，一形气也。形统于气，故地统于天；形以承气，故地以承天。胃，土地，坤之类也；气、阳也，乾之属也。胃为十二经之长，化糟粕，运精微，转味出入，而成传化之府，岂专以块然之形，亦唯承此乾行不息之气耳。汤名承气，确有取义，非取顺气之义也。"宪公此解，超出前人，故余既录于《真方歌括》后，而又重录之，愈读愈觉其有味也。惜其所著《伤寒类疏》未刊行世。宪公讳孝培，古吴人也。

五十五、温脾汤

主治痼冷在肠胃间，泄泻腹痛，宜先取去，然后调治，不可畏虚以养病也。

温脾桂附与干姜，朴草同行佐大黄，泄泻流连知痼冷[3]，温通并用效非常。附子、干姜、甘草、桂心、厚朴各二钱，大黄四分，水二杯，煎六分服。

喻嘉言曰：许叔微制此方，深合仲景以温药下之之法。方中大黄一味，不用则温药必不能下，而久留之邪非攻不去；多用恐温药不能制，而洞泻或至转剧[4]。裁酌用之，真足法矣[5]。

五十六、防风通圣散

风热壅盛，表里三焦皆实。发表，攻里并用法。

---

〔1〕踰：通"逾"，超越、越出。

〔2〕又按：修园此段按语已载《真方歌括·阳明中篇》后解。

〔3〕流连：徘徊而不离去。 痼冷：指真阳不足，阴寒之邪久伏体内所致的疾病。治宜温阳散寒。

〔4〕洞泻：病名，亦称洞泄。属寒泄。症见食已即泄，完谷不化。

〔5〕足法：够得上作为治疗法则来学习。

防风通圣散河间大黄硝，荆芥麻黄栀芍翘，甘桔芎归膏滑石，薄荷芩术力偏饶[1]。大黄（酒蒸）、芒硝、防风、荆芥、麻黄、栀子、白芍、连翘、川芎、当归、薄荷、白术各五分，桔梗、黄芩、石膏各一钱，甘草二钱，滑石三钱，加姜、葱煎。

吴鹤皋曰：防风、麻黄，解表药也，风热之在皮肤者，得之由汗而泄。荆芥、薄荷，清上药也，风热之在巅顶者[2]，得之由鼻而泄。大黄、芒硝，通利药也，风热之在肠胃者，得之由后而泄[3]。滑石、栀子，水道药也，风热之在决渎者，得之由尿而泄。风淫于膈，肺胃受邪，石膏、桔梗，清肺胃也，而连翘、黄芩又所以祛诸经之游火。风之为患，肝木主之，川芎、归、芍和肝血也，而甘草、白术所以和胃气而健脾。刘守真氏长于治火，此方之旨详且悉哉！亦治失下发斑[4]，三焦火实。全方除硝、黄名曰双解散。解表有防风、麻黄、薄荷、荆芥、川芎；解里有石膏、滑石、黄芩、栀子、连翘。复有当归、芍药以和血；桔梗、白芍、甘草以调气，营卫皆和，表里俱畅，故曰双解。本方名曰通圣，极言其用功之妙耳。

河间制此，解利四时冬寒、春温、夏热、秋燥正令伤寒。凡邪在三阳，表里不解者，以两许为剂，加葱、姜、淡豉煎服之，候汗、下兼行，表里即解。形气强者，两半为剂；形气弱者五钱为剂。若初服因汗少不解，则为表实，倍加麻黄以汗之；因便硬不解，则为里实，倍加硝、黄以下之。连进二服，必令汗出、下利而解也。今人不知其妙，以河间过用寒凉，仲景《伤寒》初无下法，弃而不用，真可惜也。不知其法神捷，莫不应手取效，从无寒中痞结之变，即有一二不解者，非法之未善，则必已传阳明故也。

五十七、凉膈散

泻三焦六经诸火。

---

〔1〕力偏饶：谓药力特别足。

〔2〕巅顶：头顶，头上。

〔3〕后：大便。

〔4〕失下：指风热壅盛，三焦表实等证，未能及时采取下法以解之，谓之失下。

凉膈硝黄栀子翘，黄芩甘草薄荷饶，再加竹叶调蜂蜜，叶生竹上，故治上焦，膈上如焚一服消连翘一钱五分，大黄（酒浸）、芒硝、甘草各一钱，栀子、黄芩、薄荷各五分，水一杯半，加竹叶七片，生蜜一匙，煎七分服[1]。

汪讱庵曰：连翘、薄荷、竹叶以升散于上，栀、芩、硝、黄以荡涤于下，使上升下行，而膈自清矣。加甘草、生蜜者，病在膈，甘以缓之也。张洁古减硝、黄，加桔梗，使诸药缓缓而下，留连膈上，颇妙。

五十八、失笑散

治产后心腹绞痛欲死，或血迷心窍、不省人事，或胞衣不下；并治心痛，血滞作痛。

五十九、独圣散

失哭散蒲黄及五灵，蒲黄、五灵脂等分，生研。每服三钱，酒煎服，名失笑散。晕平痛止积无停[2]，山楂二两便糖入，独圣散功同更守经[3]。山楂二两，水煎，用童便、砂糖调服，名独圣散。

吴于宣曰：五灵脂甘温走肝，生用则生血；蒲黄辛平入肝，生用则破血。佐酒煎以行其力，庶可直抉厥阴之滞[4]，而有推陈致新之功。甘不伤脾，辛能散瘀，则瘀痛、恶寒、发热昏晕、胸膈满闷等症悉除，直可一笑置之矣。至于独圣散，独用山楂一味，不唯消食健脾，功能破瘀止儿枕痛，更益以砂糖之甘，温中而兼逐恶；童便之咸，入胞而不凉下，相得而相须[5]，功力甚伟。

---

〔1〕煎七分服：人卫版作"煎五分服"。

〔2〕晕平痛止：指发热昏晕得以平复，血瘀作痛得止。 积无停：指用山楂可消食破积。

〔3〕独圣功同更守经：指用独圣散的功效同于失笑散，并且更严格符合医经旨意。

〔4〕抉：通"决"，破、开。

〔5〕相得而相须：互相配合，互相促进。此处指用砂糖与童便配合而产生的良好作用。

时方歌括卷下

滑可去着 滑者，润泽之谓也。从大便降之，视泄剂较轻些。

六十、芍药汤

治滞下赤白，便脓血，后重。

初痢多宗芍药汤[1]，芩连槟草桂归香，芍药三钱，黄芩、黄连、当归各八分，肉桂三分，甘草、槟榔、木香各五分，水煎服。痢不减，加大黄。须知调气兼行血，后重便脓得此良[2]。痢不减加黄去滞，症分赤白药须详，赤加芎地槐之类，白益姜砂茯与苍[3]。

陈修园曰：此方原无深义，不过以行血则便脓自愈，调气则后重自除立法。方中当归、白芍以调血，木香、槟榔以调气，芩、连燥湿而清热，甘草调中而和药。又用肉桂之温是反佐法，芩、连必有所制之而不偏也。或加大黄之勇是通滞法，实痛必大下之而后已也。余又有加减之法，肉桂色赤入血分，赤痢取之为反佐，而地榆、川芎、槐花之类亦可加入也。干姜辛热入气分，白痢取之为反佐，而苍术、砂仁、茯苓之类亦可加入也。方无深义，罗东逸方论，求深而反浅。

---

〔1〕宗：崇也，推崇之意。意即治初痢大多推崇芍药汤的效用。

〔2〕后重便脓得此良：人卫版作"后重便脓自尔康"，意相近，皆可通。

〔3〕痢不减加黄去滞……白益姜砂茯与苍：原作无，据人卫版补。

六十一、脾约丸

治脏腑不和，津液偏渗于膀胱，以致小便多，大便秘结者。

燥热便难脾约丸，芍麻枳朴杏黄餐，白芍、火麻仁、杏仁（去皮尖）、枳实、厚朴（姜炒）各五两五钱，蒸大黄十两，炼蜜丸如桐子大，白汤送下二十丸，大便利即止。润而甘缓存津液，尿数肠干得此安。

陈修园曰：物之多脂者可以润燥，故以麻仁为君，杏仁为臣。破结者必以苦，故以大黄之苦寒、芍药之苦平为佐。行滞者必顺气，故以枳实顺气而除痞、厚朴顺气以泄满为佐。以蜜为丸者，取其缓行而不骤也。

六十二、更衣丸

更衣丸用荟砂研，滴酒为丸服二钱[1]，朱砂五钱，研如飞面[2]，芦荟七钱，研细，滴酒和丸。每服二钱，好酒送下。阴病津枯肠秘结，交通水火效如神[3]。

柯韵伯曰：胃为后天之本，不及固病，太过亦病，然太过复有阳盛阴虚之别焉。两阳合明而胃家实[4]，仲景制三承气之下；水火不交而津液亡，前贤又制更衣丸以润之。古人入厕必更衣，故为此丸立名。用药之义，以重坠下达而奏功，朱砂色赤为火，体重象金，味甘归土，性寒类水，为丹祖汞

---

〔1〕滴酒：用酒少许，以能和拌成丸为度。

〔2〕飞面：即面粉。

〔3〕效如神：人卫版作"妙通玄"。

〔4〕两阳合明：即太阳经、少阳经和阳明经的不同作用。太阳经位于身体最表层，外邪首先侵犯它，所以太阳是最先发病的经脉。少阳经位于半表半里，在太阳与阳明之间起着枢纽作用，阳明经位于太阳、少阳的最里面，是阳气发展的最后阶段，也是在太阳和少阳两经阳气基础上的继续，由于处内部深层起着闭合收敛作用，所以叫两阳合明。又名阳明为合。　胃家实：语出《伤寒论》。指邪热结于阳明、津液受伤所出现的症状。如壮热烦渴、大汗出、脉洪大，因邪热与肠中粪便互结，可出现潮热、便秘、腹痛拒按等症状。胃家，是胃与大小肠的简称。

母^[1]，能输坎以填离^[2]，生水以济火，是肾家之心药也。配以芦荟，黑色通肾，苦味入心，滋润之质可转濡胃燥，大寒之性能下开胃关。此阴中之阴^[3]，洵为肾家主剂矣。合以为丸，有水火既济之理，水土合和之义^[4]。两者相须^[5]，得效甚宏，奏功甚捷^[6]，真匪夷所思矣^[7]！

六十三、礞石滚痰丸

治实热老痰之峻剂。虚寒者不宜用。

隐君遗下滚痰方^[8]，礞石黄芩及大黄，少佐沉香为引导，顽痰怪症力能匡^[9]。青礞石三两（用焰硝一两，同入瓦罐，盐泥固济^[10]，煅至石色如金为度，水飞过），大黄（酒蒸）、黄芩（酒洗）各八两，沉香一两，为末，水丸。姜汤下，量虚实服。服过咽即便仰卧，令药徐徐而下，半日不可饮食行动，待药气自胃口渐下二肠^[11]，然后动作饮食。服后喉间稠黏壅塞，乃药病相拒故也。少顷^[12]，药力到自愈。

---

〔1〕丹祖汞母：我国古代的道家术士如葛洪等皆喜炼丹。所用原料就是朱砂，一名丹砂。其化学成分为硫化汞（HgS），是提炼水银的主要原料。丹祖，炼丹的原始材料。汞母，汞即水银，朱砂是提取汞的母体。
〔2〕输坎以填离：即输送肾水以济心火。即后句"生水以济火"之意。这是取八卦与五行以及人体的五脏相配搭而出现的名称。
〔3〕阴中之阴：阴阳学说内容之一。以属于阴性事物又居于阴位而名。此指芦荟的药性而言。
〔4〕水土合和：脾肾得以调和。
〔5〕相须：两种性能相类的药物同用，能互相增强作用。此指朱砂与芦荟而言。
〔6〕奏功：取得疗效。
〔7〕匪夷所思：语出《易经》。非一般人所能预料得到之意。夷，平常，指平常一般人；所思，所能想到或预料到之意。
〔8〕隐君：即王怀隐，宋代医家，睢阳人。公元 978 年与王佑、郑奇、陈昭遇等集体编辑《太平圣惠方》四卷，于 992 年编成。
〔9〕怪症：即指顽痰证。意即顽痰这个怪僻的病证。
〔10〕固济：严密涂封。
〔11〕二肠：指大肠、小肠。
〔12〕少顷：一会儿。

柯韵伯曰：脾为生痰之源，肺为贮痰之器，此无稽之谈也。夫脾为胃行其津液，以灌四旁，而水津又上输于肺，焉能凝结而为痰？唯肾为胃关，关门不利，故水聚而泛为痰也[1]。则当曰："肾为生痰之源。"《经》云："受谷者浊，受气者清，清阳走五脏，浊阴归六腑。"肺为手太阳，独受诸气之清，而不受有形之浊，则何可贮痰？唯胃为水谷之海，万物所归，稍失转味之职[2]，则湿热凝结为痰，依附胃中而不降。当曰："胃为贮痰之器。"斯义也，唯王隐公知之，故制老痰之方[3]，不涉脾肺，而责之胃肾。二黄、礞石禀中央之黄色，入通中宫者也。黄芩能清理胃中无形之气，大黄能荡涤胃中有形之质[4]。然痰之为质，虽滑而黏，善栖泊于肠胃曲折之处而为巢穴[5]，不肯顺流而下，仍得缘涯而升[6]，故称老痰。二黄以滋润之品，只能直行而泄，欲使委曲而导之，非其所长也，故选金石以佐之，礞石之燥，可以除其湿之本；而其性之悍，可以迅扫其曲折依伏之处，使浊秽不得腻滞而少留。此滚痰之所由名乎[7]？又虑夫关门不开仍得为老痰之巢曰，沉香为北方之色，能纳气归肾，又能疏通肠胃之滞；肾气流通，则水垢不留，而痰不再作[8]；且使礞石不粘着于肠，二黄不伤及于胃，一举而三善备，

〔1〕肾为胃关……水聚而泛为痰也：肾位于下焦，开窍于二阴，与膀胱相表里。肾又主水，在人体水液代谢中起极重要作用。水入于胃，由脾上输于肺，肺气肃降，水下注而归于肾，这是水液在体内升降的大概过程。如肾气不化，往往大小便不利；二便不利则中焦痞满，影响水液代谢。故可说肾是胃的水液排出的关口。如关口不利，水液便会积聚体内而形成浮肿，或则凝成痰饮。

〔2〕稍失转味之职：胃受纳水谷之后。加以腐熟消化，然后转输到二肠与脾。这就是胃的转味功能。人卫版作"稍欠转输之职"。

〔3〕故制老痰之方：人卫版作"故知老痰之方"，其中"知"字显然不妥。

〔4〕胃中有形之质：即指未经消化的残余食物。

〔5〕栖泊：栖止停泊，即停留。　巢穴：原为鸟兽所居宿之处。此借指痰停留的部位。

〔6〕缘涯：沿着水涯。此处"涯"系指肠胃内壁。

〔7〕所由名：得名的缘由。

〔8〕作：指发生。

所以功效若神也。

六十四、指迷茯苓丸

治中脘留伏痰饮，臂痛难举，手足不得转移。

指迷最切茯苓丸，风化芒硝分外看[1]，枳半合成四味药，停痰伏饮胜灵丹。半夏（制）二两，茯苓二两，风化硝二钱半，枳壳五钱，四味研末，姜汁糊丸，桐子大。每服三十丸，姜汤下。

柯韵伯曰：痰饮之本皆水也。饮入于胃，游溢精气，上输于脾，此自阳入阴也。脾气散精，上归于肺，此地气上升也。通调水道，下输膀胱，是天气下降也。水精四布，五经并行，是水入于经而血乃成也。若阴阳不和，清浊相干，胃气乱于中，脾气难于升，肺气滞于降，而痰饮随作矣。痰与饮同源，而有阴阳之别。阳盛阴虚，则水气凝而为痰；阴盛阳虚，则水气溢而为饮。除痰者，降气清火是治其标，补阴利水是治其本也。涤饮者，降气燥湿是治其标，温肾利水是治其本也。此方欲兼两者而合治之。半夏燥湿，茯苓渗湿，风硝软坚，枳壳利气，别于二陈之甘缓，远于礞石之峻悍[2]，殆攻坚之平剂欤[3]！

---

〔1〕分外看：格外值得看重。意指风化硝在方中所起的软坚化痰作用需特别注意。

〔2〕峻悍：峻烈勇悍。

〔3〕殆：大概。　平剂：平和之剂。

涩可固脱

六十五、当归六黄汤

火炎汗出六黄汤，醒而汗出曰自汗，寐而汗出曰盗汗。二地芩连柏与当，生地黄、熟地黄、黄柏、黄芩、黄连、当归各等分，黄芪加倍。倍用黄芪偏走表，苦坚妙用敛浮阳。

陈修园曰：阴虚火扰之汗，得当归、生地、熟地之滋阴，又得黄芩、黄连之泻火，治汗之本也。然此方之妙，则在于苦寒，寒则胜热，而苦复能坚之[1]。又恐过于苦寒，伤其中气。中者，阴之守也；阴愈虚则火愈动，火愈动则汗愈出，尤妙在大苦大寒队中倍加黄芪，俾黄芪领苦寒之性，尽达于表，以坚汗孔，不使留中而为害。此旨甚微[2]，注家向多误解，特表而出之。

六十六、芪附汤

卫阳不固汗洋洋[3]，须用黄芪附子汤，黄芪一两，熟附子五钱，水煎服。附暖丹田元气主[4]，得芪固脱守其乡。行于皮毛者，卫外之气也。卫气根于元气，黄芪虽专走卫，有附子挟之同行，则能回大汗欲脱之气，守于其乡，而汗自止矣。

陈修园曰：《神农本草经》云："黄芪气味甘、微温，无毒，主痈疽久败疮，排脓止痛，大风癞疾，五痔鼠瘘，补虚，小儿百病。"《本经》只此三十三字，皆取其质轻、味淡，偏走皮毛，故治大风，痈疽及一切外症脓血过多，用之补养皮肉之虚而已。又云主小儿百疾者，以轻薄之品，大人不足倚赖，

---

[1] 坚之：使之坚。此处指味苦之药能增强以寒治热的疗效。
[2] 此旨甚微：这里用意很微妙。
[3] 汗洋洋：洋洋，形容多的样子。本文指汗流多而不止。人卫版作"汗汪汪"。
[4] 附暖丹田：附子性熟，可暖丹田，回阳气。

唯小儿经脉未盛，气血皆微，不宜峻补，得此微补之品，百病可以概治也。细味《经》旨，安能大补元气以止汗？如六黄汤之大寒以除热，热除则汗止；芪附汤之大热以回阳，阳回则汗止；玉屏风之解肌以驱风，风除则汗止。三方不重在黄芪，却得黄芪之轻快，径走皮肤，奏效更速。数百年来无一人谈及，甚矣医道之难也！

六十七、玉屏风散

玉屏风散主诸风，止汗先求漐漐通[1]，风伤卫则汗自出，黄芪得防风，其功愈大，以二药同行走表，令漐漐微似汗，其风邪从微汗而解，则卫无邪扰，汗不再出矣！发在芪防黄芪、防风，时医误认为止汗之品，害人无算。收在术，表风得黄芪、防风而解，则外无所扰；脏气得白术而安，则内有所据矣。热除风属阳邪，阳则为热。湿去太阴为湿土，湿热交蒸，则为自汗发热之症。主中宫。白术补中宫土气，故能止汗除热。防风、黄芪、白术各等分，为末，酒调服。

陈修园曰：以黄芪为固表药，千古贻误。前贤用之不应，所以有"汗能止，无汗能发"。骑墙之说，及庸辈有"炙用能止，生用能发"之分也[2]。《神农本经》俱在，奈何舍而不读也？余于本条小注甚详，细心体认，如拨云见日，明者自知。

六十八、威喜丸

治元阳虚惫，精滑、白浊、遗尿及妇人血海久冷，淫带梦泄等症。

和剂传来威喜丸[3]，梦遗带浊服之安，茯苓煮晒和黄蜡，专治阳虚血海寒。白茯苓去皮四两，切块，用猪苓二钱五分，同于瓷器内煮二十余沸，去猪苓，取出晒干为末。黄蜡四两熔化，搜和茯苓末为丸，如弹子大。每空心细嚼，满口生津，徐徐咽服。以小便清

---

〔1〕漐（zhí 直）漐：形容出汗的样子。

〔2〕骑墙：比喻没有定见，执两可之说。

〔3〕和剂：此处指《太平惠民和剂局方》。宋太医局编，是一部著名方书，初刊于 1078—1085 年。

利为效。忌米醋，尤忌气怒动情。

王晋三曰：《抱朴子》云[1]："茯苓千万岁，其上生小木，状似莲花，名威喜芝。"今以名方者，须择云苓之年深质结者，制以猪苓，导之下出前阴。蜡淡归阳，不能入阴，须用黄蜡，性味缓涩，有续绝补髓之功，专调斫丧之阳[2]，分理溃之精，故治元阳虚惫，而为遗浊带下者。若治肺虚痰火久嗽，茯苓不必结，而猪苓亦可不用矣。

六十九、济生乌梅丸

治大便下血如神。

下血淋漓治颇难，《济生》遗下乌梅丸，僵蚕炒研乌梅捣，醋下几回病即安。僵蚕一两（炒），乌梅肉一两半，共为末，醋糊丸，桐子大。每服四五十丸，空心醋汤下。

陈修园曰：简。

七十、斗门秘传方

治毒痢，脏腑撮痛，脓血赤白，或下血片日夜无度及噤口恶痢，他药不能治者，立见神效。

斗门原有秘传方[3]，黑豆干姜芍药良，甘草地榆罂粟壳，痢门逆症俱堪尝[4]。干姜四钱，黑豆一两五钱，炒去皮，罂粟壳八钱，蜜炙，地榆、甘草各六钱，白芍三钱，分三四帖，水一钟半，煎八分服。

又歌：斗门治痢有神方，豆芍榆甘壳姜，脏腑撮痛脓血片，垂危噤

---

[1] 抱朴子：东晋葛洪，字稚川，自号抱朴子。著名医药学家、道家，丹阳人，学炼丹术。晚年隐居广东罗浮山。著有《抱朴子》《肘后备急方》等。

[2] 斫（zhuó 酌）丧：摧残，伤害。

[3] 斗门原有秘传方：人卫版作"斗门治痢有奇方"。

[4] 痢门逆症俱堪尝：人卫版作"血脓噤口并堪尝"。

口并无妨[1]。

陈修园曰：甘草、黑豆能解诸毒，毒解则撮痛除、赤白已[2]，毒气不冲于胃口，而噤口之病亦宁。又用地榆以燥在下之湿，芍药以泄在下之热，是正佐法；干姜之大辛大温以开在上之拒格，是反佐法；又用罂粟壳以止剧痛，制以白蜜之滑，以变其涩[3]，是巧佐法。鸦片是罂粟之膏脂入土者制造而成，名阿芙蓉。今人吃其烟，多受其害；若以一、二厘入药，止心腹之痛如神，所以取效倍于他药也。

七十一、圣济附子丸

治洞泄寒中，注下水谷，或痢赤白，食已即出，食物不消。

附子丸中连与姜，乌梅炒研佐之良，寒中泻痢皆神验[4]，互用温凉请细详。附子（炮）、乌梅肉（炒）各一两，黄连（炒）二两，干姜（炒）一两，为末，炼蜜丸，桐子大，米饮下三十丸。

按原注云：春伤于风，邪气留连，至夏发为飧泄[5]，至长夏发为洞泄。阴生于午，至未为甚，长夏之时，脾土当旺，脾为阴中之至阴，故阴气盛；阴气既盛，则生内寒而洞泄矣。

---

〔1〕又歌……垂危噤口并无妨：嘉庆本衡本无此三十字，据人卫版补。

〔2〕赤白：赤痢与白痢。

〔3〕以变其涩：指用白蜜之类润滑药治疗燥湿的病证，即润可去涩之意。

〔4〕寒中（zhòng 众）：一指类中风之类，由于暴中寒邪所致，症见身体强直、口噤不语，四肢战摇，猝然眩晕，身无汗等。治宜温里散寒，故用干姜附子汤，或用附子理中汤加减。二指邪在脾胃而为里寒的病证。多由脾胃虚寒，邪从寒化，或由劳倦内伤传变而成。症见脘腹疼痛、肠鸣泄泻等。治宜温中散寒为主。

〔5〕飧（sūn 孙）泄：一作飧泻，又名水谷痢，指泄泻完谷不化。因脾胃气虚阳弱，或风、湿、寒、热诸邪客犯肠胃所致。

七十二、四神丸

治脾肾双虚，子后作泻[1]，不思食，不化食。肾水受时于子，弱土不能禁制[2]，故子后每泻。

四神故纸与吴萸，肉蔻除油五味须[3]，大枣须同姜煮烂，破故纸四两（酒浸炒），吴萸一两（盐水炒），肉豆蔻二两（面裹煨），五味子三两（炒），大枣四十九枚，生姜四两同煎，枣烂去姜，捣枣肉为丸。临睡盐汤下。若早服，不能敌一夜之阴寒也。五更肾泻火衰扶[4]。

柯韵伯曰：泻利为腹疾，而腹为三阴之都会，一脏不调，便能泻利，故三阴下利，仲景各为立方以主之。太阴有理中、四逆；厥阴有乌梅丸、白头翁汤；少阴有桃花、真武、猪苓、猪肤、四逆汤散、白通、通脉等剂；可谓曲尽病情[5]，诸法备美。然只为一脏立法，若三脏相关，久留不痊，如子后作泻一症，犹未之及也。夫鸡鸣至平旦，天之阴，阴中之阳也，因阳气当至而不至，虚邪得以留而不去，故作泻于黎明。其由有四：一为脾虚不能制水，一为肾虚不能行水。故二神丸君补骨脂之辛燥者[6]，入肾以制水；

---

[1] 子后：一般指下半夜。按旧式计时法，子时指夜间十一点到一点。子后，当指夜一点以后。

[2] 弱土不能禁制：即脾虚不能制水。

[3] 肉蔻除油：肉豆蔻仁含有脂肪，治泻时必须除去其脂肪。除油脂之法，即用面粉加点水黏合包裹之后，放在微火上煨干，则油脂被面粉所吸收。

[4] 五更肾泻火衰扶：意即如五更时发生由于肾虚不能行水的泄泻症，须从扶助命门之火来治疗。因为命门火衰则脾寒不能制水而作泻，此时只有加强命门之火，火旺则脾胃暖而泻可止。

[5] 曲尽病情：曲折详尽地根据不同病情立方治疗。

[6] 二神丸君补骨脂之辛燥：意即二神丸用性味辛燥的补骨脂作为主药。二神丸，治脾肾虚弱，不能进食，消化无力。由补骨脂四两，肉豆蔻二两，为末，用大枣四十九个、生姜四两，和药为丸，梧子大。每服三十至五十丸，盐汤送下。

佐肉豆蔻之辛温者，入脾以暖土；丸以枣肉，又辛甘发散为阳也。一为命门火衰不能生土，一为少阳气虚无以发陈[1]。故五味子散君五味子之酸温，以收坎宫耗散之火[2]，少火生气以培土也；佐吴茱萸之辛温，以顺肝木欲散之势，为水气开滋生之路，以奉春生也。此四者，病因虽异，而见症则同，皆水亢为害。二神丸是承制之剂，五味散是化生之剂也，二方理不同，而用则同，故可互用以助效，亦可合用以建功。合为四神丸，是制生之剂也；制生则化，久泄自瘳矣。称曰四神，比理中、八味二丸较速欤！

七十三、金锁固精丸

金锁固精芡实研，莲须龙牡蒺藜连[3]，又将莲粉为糊合，梦泄多遗久服蠲[4]。芡实（蒸）、莲蕊须、沙苑、蒺藜（炒）各二两，龙骨（酥炙）、牡蛎（盐水煮一日夜，煅粉）各三两，莲子粉为糊丸，盐汤或酒下。

陈修园曰：此方汇集药品，毫无意义。即市中摇铃辈、店上卖药辈亦能制造[5]。张景岳《新方》亦多类此，若辈喜为平稳而说之[6]，修园不阿好也[7]。

七十四、封髓丹

治梦遗失精及与鬼交。

妄梦遗精封髓丹，砂仁黄柏草和丸，砂仁一两，黄柏三两[8]，炙甘草七钱，

---

〔1〕发陈：即发生新陈代谢之意。

〔2〕坎宫：指八卦中的坎卦，坎卦属水，肾为水脏，故此处指肾脏。

〔3〕连：连同之意，非指黄连。

〔4〕蠲（juān 捐）：除去。

〔5〕摇铃辈：指铃医们，即走方郎中，旧社会往来于民间的医生。由于在民间行医时多以摇铃吸引病家，故名。

〔6〕说：通"悦"，喜欢。

〔7〕阿好：迎合，讨好。

〔8〕三两：人卫版作"二两"，疑有误。《南雅堂医书全集》亦作"三两"。

蜜丸。每服三钱，淡盐汤送下。一本用肉苁蓉五钱，切片洗淡，酒浸一宿，次日煎三四沸，食前送下。大封大固春长在，巧夺天工造化玄[1]。

陈修园曰：此方，庸医每疑其偏寒少补而不敢用，而不知大封大固之妙，实夺造化之权，视金锁固精奚啻天渊之隔[2]？《宝鉴》合三才汤料[3]，名为三才封髓丸，则板实不灵矣！赵羽皇方论最妙，宜熟读之。赵羽皇曰：经云，肾者，主水，受五脏六腑之精而藏之。又曰：肾者，主蛰，封藏之本，精之处也。盖肾为坚脏，多虚少实，因肝木为子，偏喜疏泄母气，厥阴之火一动，精即随之外溢。况肝又藏魂，神魂不摄，宜其夜卧思交，精泄之症出矣。封髓丹为固精之要药，方用黄柏为君，以其味性苦寒，苦能坚肾，肾职得坚，则阴火不虞其泛溢；寒能清肃，秋令一至，则龙火不至于奋扬[4]；水火交摄，精有不安于其位者乎？佐以甘草，以甘能缓急，泻诸火与肝火之内烦，且能使水土合为一家，以妙封藏之固。若缩砂者，以其味性辛温，善能入肾，肾之所恶在燥，而润之者唯辛，缩砂通三焦、达精液，能纳五脏六腑之精而归于肾，肾家之气纳，肾中之髓自藏矣。

七十五、真人养脏汤

真人养脏汤。罗谦甫。木香诃[5]，粟壳当归肉蔻科，术芍桂参甘草共，脱肛久痢即安和。诃子（面裹煨）一两二钱，罂粟壳（去蒂、蜜炙）三两六钱，肉豆蔻（面裹煨）五钱，当归、白术（炒）、白芍（酒炒）、人参各六钱，木香二两四钱，桂八钱，生甘草一两八钱。每服四钱，脏寒甚，加附子。一方无当归，一方有干姜。

---

〔1〕巧夺天工造化玄：原作"巧夺天工造化机"，据人卫版改。"玄"较符合歌括之韵脚，因"玄"与一、二句的韵脚"丹""丸"同韵。

〔2〕奚啻（xī chì 希翅）天渊之隔：哪里仅仅像天渊的间隔？表示差别极大。

〔3〕宝鉴：即《卫生宝鉴》，元代罗天益撰。

〔4〕龙火：指肾火，命门之火。

〔5〕真人养脏汤：原名纯阳养脏汤。纯阳真人，指唐代吕洞宾，名岩，自号纯阳子，相传为八仙之一。此方系《太平惠民和剂局方》所载，元代罗天益（字谦甫）所著的《卫生宝鉴》一书中亦有收载。

肛脱由于虚寒，参、木、甘草以补其虚，官桂、豆蔻以温其寒，木香调气，当归和血，芍药以止痛，诃子、粟壳以止脱。

陈修园曰：此汇药治病，市医得意之方。修园独以为否。然用木香之多，则涩而不郁，亦是见解超处。

湿可润燥

七十六、清燥救肺汤

主治诸气膹郁、诸痿喘呕。

救肺汤中参草麻，石膏胶杏麦枇杷，经霜收下干桑叶，解郁滋干效可夸。

经霜桑叶三钱，石膏（煅）二钱五分，甘草、黑芝麻各一钱，人参、杏仁（去皮尖）各七分，真阿胶八分，枇杷叶（去毛、蜜炙）一片，麦冬一钱二分，水煎热服。痰多加贝母，血枯加生地，热甚加犀角、羚羊角。

陈修园曰：喻嘉言制此方，自注云，诸气膹郁之属于肺者，属于肺之燥也；诸痿喘呕之属于上者，亦属于肺之燥也。古人以辛香之品解郁，固非燥症所宜；即用芩、连泻火之品，而苦先入心，反从火化，又非所宜也。喻氏宗缪仲醇甘凉滋润之法制出此方[1]，名曰清燥，实以滋水，即《易》所谓"润万物者，莫润乎水"是也；名曰救肺，实以补胃，以胃土为肺金之母也。最妙是人参一味，仲景于咳嗽症去之者，以其不宜于风寒水饮之咳嗽也。昔医不读《本草经》，疑仲景之法而试用之，用之增剧，遂有肺热还伤肺之说，以人参为肺热之禁药。不知人参为肺寒之禁药，为肺热、肺燥之良药也。扁鹊云："损其肺者益其气。"舍人参之甘寒，何以泻壮火而益元气哉！

七十七、琼玉膏[2]

琼玉膏中生地黄，参苓白蜜炼膏尝，肺枯干咳虚劳症，金水相滋效倍

---

[1] 缪仲醇：明代医家。名希雍，号慕台，仲醇是他的字。其对《神农本草经》很为推崇，也很有研究，撰《神农本草经疏》等。

[2] 琼玉膏：宋代洪景严著《洪氏集验方》方。配方如下：人参二十四两，茯苓四十九两（二味研末），生地黄十六斤（捣汁），白蜜十斤。与本书记载比例大体相同。但《南雅堂医书全集》作"人参二两"，人卫版作"人参三两"，与原版作"人参六两"，从比例上看悬殊颇大。

彰[1]。鲜生地四斤，取汁一斤，同白蜜二斤熬沸，用绢滤过；将茯苓十二两，人参六两，各研末，入煎汁和匀，以瓷瓶用纸十数层加箬叶封瓶口，入沙锅内，以长流水淹瓶颈，桑柴火煮三昼夜，取出，换纸扎口，以蜡封固。悬井中一日，取起仍煮半日，汤调服。

陈修园曰：人参甘寒柔润，补助肺气。然肺本恶寒，凡咳嗽多属形寒饮冷，得寒润滋补之药，必增其咳。昔医误认为温补之性，故有肺热还伤肺之说。不知肺合皮毛，凡咳嗽从风寒外伤而起，宜用干姜、五味、细辛之类加减，忌用人参之寒。然肺为脏腑之华盖[2]，脏腑之火不得水制，上刑肺金[3]，致肺燥干咳，有声无痰，与寒饮作嗽者不同，正宜用人参之润以滋燥，人参之寒以制热。琼玉膏所以神妙无比也[4]。昔医凡清燥之方，必用人参，可知其长于养津液也。

七十八、生脉散

治热伤元气，气短倦怠，口干出汗。

生脉冬味与参施，暑热刑金脉不支[5]，若认脉危通共剂[6]，操刀之咎属伊谁[7]？人参五分，麦冬八分，五味子九分，水煎服。

---

〔1〕金水相滋：又叫金生相生。根据五行理论，肺属金，肾属水，肺金与肾水是母子关系。在生理功能中，肺与肾互相配合，互相影响，称为"肺肾相生"。

〔2〕华盖：《古今注》曰："华盖，黄帝所作也。帝与蚩尤战于涿鹿之野，常有五色云气、金枝玉叶止于帝上，有花葩之象，故因而作华盖也。"肺主气且肺在体腔脏腑中位居最高处，有覆盖、保护诸脏，抵御外邪的作用，所以说肺为脏腑之华盖。

〔3〕上刑肺金：指心火、肝火、热邪侵犯、耗伤肺金，导致肺燥、干咳等症状。刑，伤害。

〔4〕神妙无比：人卫版作"神效无比"，亦可通。

〔5〕脉不支：指脉微欲绝而体不能支持。

〔6〕脉危：人卫版作"脉虚"。 通共剂：共同通用的方剂。

〔7〕操刀之咎属伊谁：不能及时采取措施、对症治疗的过失，该属谁来负责呢？操刀，即操刀必割，意谓当及时也，此处反用其意。咎，过失。

陈修园曰：脉资始于肾[1]，资生于胃而会于肺[2]。仲景于手足冷、脉微欲绝症，取通脉四逆汤，以扶少阴之真阳；于心下悸、脉结代，取复脉汤，以滋阳明之津液，皆救危之方也。孙真人制生脉散，为暑热伤肺，肺伤则脉渐虚散为足虑；宜于未伤之前取人参、麦冬之甘润，五味子之酸敛，无病之时，预服以保之。除暑月之外，不可以此为例也。今人惑于生脉之名，凡脉绝之症，每投立死，亦孙真人命名不正之贻祸也。一本作参麦散，较妥。

---

〔1〕脉资始于肾：脉是气血的通道，赖元气的推动使气血周行全身，维持人的生命。而元气包括肾阴和肾阳之气，是由先天之精所化，赖后天之营养而滋生。而先天之气发源于肾，藏于丹田，藉三焦通达全身，推动五脏六腑等一切器官组织的活动，为生化动力的源泉。故有脉资始于肾的说法。资，有依赖、凭借之意。始，有开始、发源之意。

〔2〕资生于胃：这是说脉与胃的关系。胃为后天之本，饮食经胃的消化之后转化为津液和血，由气的推动循行于经脉以供养脏腑、四肢百骸。　会于肺：肺主呼吸。肺在呼吸过程中，全身血液均须流经肺经、肺脏，说明肺与脉有密切的关系。故有"肺朝百脉"的说法。会，会合。

燥可去湿

七十九、神术汤

主治三时外感寒邪、内伤生冷而发热，及脾泄、肠风[1]。

术防甘草湿家尝[2]，苍术三钱，防风二钱，甘草一钱，加葱白、生姜同煎。据云：无汗用苍术，以代麻黄汤；有汗用白术，以代桂枝汤。神术名汤得意方。自说法超麻桂上[3]，可知全未梦南阳[4]。仲景居南阳。王海藏以此方代麻黄汤、桂枝汤，可知南阳之法，未尝梦见也。

陈修园曰：仲景麻、桂及葛根、柴胡等汤，步步是法，而大旨在"养津液"三字。王海藏此方，燥烈伤阴，先涸汗源，多致留邪发热，正与仲景法相反。据云用代麻、桂诸汤，平稳可法，其实贻祸匪轻也[5]。须知此方与三阳之症无涉，唯太阴之风湿可用。《内经》谓春伤于风，邪气流连而洞泄，至夏而飧泄肠澼者[6]，宜此燥剂。否则不可沾唇[7]。

---

〔1〕脾泄：指由于脾病引起的泄泻。《难经·五十七难》曰："脾泄者，腹胀满，泄注，食即呕吐逆。"常症见肢体重著，脘腹不适，面色虚黄等。 肠风：因风热客于肠胃或湿热蕴积肠胃，久而损伤阴络，至大便时出血，故名。

〔2〕湿家：指湿病患者。

〔3〕麻桂：指汉代张仲景著《伤寒论》中的麻黄汤、桂枝汤。

〔4〕梦南阳：陈修园在此句中对王海藏的自夸和不师张仲景之法深感不满，认为王氏对张仲景创制麻黄汤、桂枝汤的用意，连想都没想过，只不过是漫为夸口罢了。南阳，以籍贯代人，即指张仲景。

〔5〕贻祸匪轻：遗下的祸患不轻。

〔6〕肠澼：指便血。《古今医鉴》曰："夫肠澼者，大便下血也。"

〔7〕沾唇：尝试。

八十、平胃散

治湿淫于内[1]，脾胃不能克制，有积饮痞膈中满者。

平胃散用朴陈皮，苍术合甘四味宜，苍术（泔浸）二钱，厚朴（姜汁炒）、陈皮、甘草（炙）各一钱，姜、枣煎。除湿宽胸驱瘴疠[2]，调和胃气此方施。

柯韵伯曰：《内经》以土运太过曰敦阜[3]，其病腹满；不及曰卑监[4]，其病留满痞塞。张仲景制三承气汤，调胃土之敦阜；李东垣制平胃散，平胃土之卑监也。培其卑而使之平，非削卑之谓也。苍术苦温运脾，长于发汗，迅于除湿，故以为君；厚朴色赤苦温，能助少火而生气，故以为臣；湿因于气滞，故以行气之陈皮为佐；脾得补而健运，故以补脾之甘草为使。名曰平胃，实所以调脾欤！

八十一、五皮饮

五皮饮用五般皮，陈茯姜桑大腹奇，陈皮、茯苓皮、姜皮、桑白皮、大腹皮，或用五加易桑白，脾虚肤胀此方宜[5]。脾不能为胃行其津液，故水肿。半身以上宜汗，半身以下宜利小便。此方于泻水之中，仍寓调补之意。皆用皮者，水溢皮肤，以皮行皮也。

陈修园曰：此方出华元化《中藏经》颇有意义。宜审其寒热虚实，而加寒温补泻之品。

---

〔1〕湿淫于内：由于脾的运化失调，致水湿停留，溢满于体内。

〔2〕宽胸：使胸满等症得以解除。　瘴疠：一般指南方炎热潮湿地区的山岚瘴气。

〔3〕敦阜：语出《内经·五常政大论》。这一章论述了五运有平气、太过和不及的不同变化。敦阜是形容土运太过的样子。即像堆砌的土丘。故下文说张仲景制三承气汤，调胃土之敦阜，也就是调和胃土之太过。

〔4〕卑监：语出《素问·五常政大论》。所谓卑监即形容五运中土运不及的样子，即低下不足貌。意为若土运不及，则生化之力低下不足。故下文说李东垣制平胃散，平胃土之卑监也。意即使胃土不及得到调整而平衡。

〔5〕脾虚肤胀此方宜：原作"脾虚肤张此方司"，据人卫版及《南雅堂医书全集》改。

八十二、二陈汤

治肥盛之人湿痰为患，痰喘胀满。

二陈汤用夏和陈，益以茯苓甘草臣，半夏二钱，陈皮一钱，茯苓三钱，炙甘草八分，加姜煎。利气调中兼去湿，诸凡痰饮此为珍。

陈修园曰：此方为痰饮之通剂也。痰之本，水也，茯苓制水，以治其本；痰之动，湿也，茯苓渗湿，以镇其动。方中只此一味是治痰正药，其余半夏降逆，陈皮顺气，甘草调中，皆取之以为茯苓之佐使耳。故仲景书凡痰多者俱加茯苓，呕者俱加半夏，古圣不易之法也。今人不穷古训[1]，以半夏为祛痰之专品，仿稀涎散之法，制以明矾，致降逆之品反为涌吐，堪发一叹！以此方为三阳解表之剂，服之留邪生热，至死不悟。余于《真方》桂枝汤下已详言之。兹不复赘。

八十三、萆薢分清饮

萆薢分清主石蒲，草梢乌药智仁俱，乌药、益智仁、石菖蒲、萆薢各等分，甘草梢减半。煎成又入盐些少，加盐少许。淋浊流连数服驱。遗精、白浊。

汪讱庵曰：萆薢能泄厥阴、阳明湿热，去浊分清；乌药驱逆气而止便数；益智固脾肾而开郁结；石菖蒲开九窍而通心；甘草梢达肾茎而止痛，使湿热去而心肾通，气化行而淋浊止矣。此以疏泄为禁止者也。

八十四、肾着汤

治寒湿腰痛如带五千钱，此带脉为病，名曰肾着。

腰痛如带五千钱[2]，肾着汤方岂偶然？甘草茯苓姜与术，长沙老法谱

---

〔1〕不穷古训：不研究透彻古圣有关训示。穷，透彻研究，理会。古训，指张仲景的书。

〔2〕如带五千钱：清朝用铜铸的钱，中有方孔，携带时常以小绳子贯穿成串，绑缠腰间。五千钱，即五千文铜钱，绑在腰部，使人有重坠之感。

新编。甘草二钱，白术、甘姜、茯苓各四钱，水煎服。即《金匮》甘草干姜茯苓白术汤，但分两多少不同。

陈修园曰：带脉为病，腰溶溶如坐水中，此寒湿之邪不在肾之中脏，而在肾之外腑。故其治不在温肾而散寒，而在燠土以胜水[1]。若用桂、附，则反伤肾之阴矣。

八十五、一味白术酒

治伤湿、一身尽痛。

即白术一两，酒煎服。不能饮者，以水代之。

按：《神农本草经》云，白术气味甘温、无毒，主风寒湿痹、死肌痉疸，止汗，除热、消食。作煎饵，久服轻身延年不饥。原文只此三十四字。

陈修园曰：白术主治风寒湿三者合而成痹，而除湿之功则更大焉。死肌者，温邪侵肌肉而麻木不仁也。痉者，湿流关节而筋劲急也。疸者，湿乘脾土，肌肉发黄也。湿久郁而为热，湿热交蒸，故自汗而发热也。脾受湿，则失其健运之常，故食不能消也。白术性能燥湿，所以主之。"作煎饵"三字，先圣另提，大费苦心。以白术之功在燥，而所以妙处在于多脂，多脂则燥中有润。张隐庵解云："土有湿气，始能灌溉四旁，如地得雨露，始能发生万物。今以生术削去皮，急火炙令熟，名为煎饵，遵法修治，则味甘而质润，土气和平，故久服有轻身延年不饥之效。后人用土炒燥，大失经旨。"叶天士《临症指南》竟用水漂炒黑，是徒用白术之名也，不得不附辩于此。

---

〔1〕燠（yù 玉）土以胜水：温暖脾脏以祛水湿的一种疗法。燠，暖。

寒能胜热

八十六、泻白散

泻白甘桑地骨皮，再加粳米四般宜，桑白皮、地骨皮各一钱，甘草五分，粳米百粒。汪云：桑皮泻肺火，地骨退虚热，甘草补土生金[1]，粳米和中清肺。李时珍曰：此泻肺诸方之准绳也。秋伤燥令成痰嗽，火气乘金此法奇[2]。

季楚重曰：火热伤气，救肺之治有三，伤寒邪热侮肺，用白虎汤除烦，此治其标；内症虚火烁金，用生脉散益阴，此治其本；若夫正气不伤，郁火又甚，则泻白散之清肺调中，标本兼治，又补二方之不及也。

八十七、甘露饮

治胃中湿热，色黄，尿赤，口疮，吐血，衄血。

甘露二冬二地均[3]，天冬、麦冬、生地、熟地。枇杷芩枳黄芩、枳壳、枇杷叶。斛茵伦[4]，石斛、茵陈。合和甘草平虚热，等分煎，温服。口烂龈糜吐衄珍。

陈修园曰：足阳明胃为燥土，喜润而恶燥、喜降而恶升。故以二冬、二地、石斛、甘草之润以补之，枇杷、枳壳之降以顺之。若用连、柏之苦，则增其燥；若用芪、术之补，则虑其升；即有湿热，用一味黄芩以折之[5]，一味茵陈

---

〔1〕补土生金：或叫补脾益肺。即用培补脾土的疗法，使脾的功能强健、恢复正常，以治疗肺脏亏虚的病证。

〔2〕火气乘金：肝火、心火或邪热过盛，就可能伤害、损耗肺阴而引起热咳、咳血或高热等症状。

〔3〕均：指几味药量均等。

〔4〕伦：均等。也指几味药量均等。

〔5〕折：指折热，即制其热。

以渗之，足矣。盖以阳阴之治，最重在"养津液"三字。此方二地、二冬等药，即猪苓汤用阿胶以育阴意也。茵陈、黄芩之折热而去湿，即猪苓汤中之用滑泽以除垢意也。

八十八、左金丸

治肝脏实火、左胁下痛或吐酸水。

八十九、香连丸

治赤下痢[1]。

茱连六一左金丸，肝郁胁疼吞吐酸，黄连六两，吴茱萸一两，盐汤泡，名茱连丸。更有痢门通用剂，香连丸子服之安。黄连二十两，以吴茱萸十两，水拌浸一宿同炒，去吴茱萸，木香四两八钱五分，二味共研末，醋糊丸，桐子大。每服二三钱，空心米汤下。薛立斋治虚痢，以四君子汤、四物汤、补中益气汤，随宜送下。

陈修园曰：肝实作痛，唯肺金能平之。故用黄连泻心火，不使克金；且心为肝子，实则泻其子也。吴茱萸入肝，苦辛大热，苦能引热下行，同气相求之义也[2]，辛能开郁散结，通则不痛之义也。何以谓之左金？木从左而制从金也。至于香连丸，取黄连之苦以除湿，寒以除热，且藉其苦以坚大便之滑，况又得木香之行气止痛、温脾和胃以为佐乎！故久痢之偏热者，可以统治也[3]。

九十、温胆汤

治热呕吐苦、虚烦惊悸不眠、痰气上逆。

---

〔1〕治赤下痢：人卫版作"治赤白痢"。《南雅堂医书全集》亦作"治赤下痢"。

〔2〕同气相求：谓同类物相聚相合。《易·乾》曰："同声相应，同气相求，水流湿，火就燥。"朱熹注："物各从其类。"义本此。

〔3〕统治：即通治。

温胆汤方本二陈，竹茹枳实合和匀，二陈加竹茹、枳实。不眠惊悸虚烦呕，日暖风和木气伸[1]。

陈修园曰：二陈汤为安胃祛痰之剂，加竹茹以清膈上之虚热。枳实以除三焦之痰壅。热除痰清而胆自宁和，即温也。温之者，实凉之也。若胆家真寒而怯[2]，宜用龙牡桂枝汤加附子之类。

九十一、金铃子散

治心腹痛及胁痛等症。脉洪数及服热药而增痛者如神。

金铃子散妙如神，须辨诸痛作止频，火痛或作或止，胡索金铃调酒下，元胡索、金铃子各等分，研末，以清酒调服三钱。制方原是远温辛。

陈修园曰：金铃子引心包相火下行，从小肠、膀胱而出；元胡索和一身上下诸痛，配合得法，所以效神。

九十二、丹参饮

治心痛、胃脘诸痛多效，妇人更效。

心腹诸疼有妙方，丹参为主义当详，檀砂佐使皆遵法，入咽咸知效验彰[3]。丹参一两，檀香、砂仁各一钱，水一杯半，煎七分服。

陈修园曰：稳[4]。

九十三、百合汤

治心口痛，服诸热药不效者。亦属气痛。

---

[1]木气伸：肝气得以疏达。

[2]胆家：胆病患者。 怯：由于血气虚衰，心常恐怯的虚衰证。

[3]心腹诸疼……知效验彰：人卫版及《南雅堂医书全集》均作"心腹诸疼有妙方，丹参十分作提纲，檀砂一分聊为佐，入咽咸知效验彰"。

[4]稳：指此方配伍很稳当。

久痛原来郁气凝，若投辛热痛频增，重需百合轻清品，乌药同煎亦准绳[1]。百合一两，乌药三钱，水二杯，煎七分服。

陈修园曰：此方余从海坛得来，用之多验。

以上三方，皆治心胃诸痛，服热药而不效，宜之。古人治痛，俱用通法。然通之之法，各有不同。通气以和血，调血而和气，通也；上逆者使之下行，中结者使之旁达，亦通也；虚者助之使通，寒者温之使通，无非通之之法也。若必以下泄为通，则妄矣！此说本之高士宗《医学正传》。士宗名世栻，浙江人也。著有《灵枢直解》《素问直解》等书行世。

九十四、滋肾丸[2]

治肺痿声嘶、喉痹咳血烦燥。

即通关丸。见通剂。

罗东逸曰：此丸为肾家水竭火炎而设[3]。夫水竭则肾涸，肾涸则下泉不钟[4]。而阳盛于上，斯喉痹痰结烦躁之症作[5]；火炎则金伤，金伤则上源不泽[6]，无以蒸响布洇，斯声嘶咳血焦痿之症生。此时以六味补水，水不能遽生也；以生脉保金，金不免犹燥也。唯急用黄柏之苦以坚肾，则能伏龙家之沸火[7]，是谓浚其源而安其流；继用知母之清以凉肺，则能全破伤

---

〔1〕准绳：标准、准则。

〔2〕滋肾丸：详见本书第五十一方。

〔3〕肾家水竭火炎：肾病的患者由于肾水衰竭，致命门之火偏亢。

〔4〕下泉不钟：尿液不集中。下泉，尿液别称。钟，集中。

〔5〕斯：此，代词。

〔6〕金伤则上源不泽：命门之火偏亢而上炎，使肺金受损伤；又肺金行水，又为水之上源，故肺伤则燥而不泽。泽，润泽。

〔7〕伏龙家之沸火：降伏肾阳的炽火。伏，降伏。龙家，即肾。沸火，指肾阳偏亢之火。

之燥金，是谓沛之雨而腾之露[1]。然恐水火之不相入而相射也，故益以肉桂之反佐为用，兼以导龙归海[2]，于是坎盈窞而流渐长矣[3]，此滋肾之旨也。

柯韵伯曰：水为肾之体，火为肾之用。人知肾中有水始能制火，不知肾中有火始能致水耳。盖天一生水者[4]，阳气也，即火也；气为水母，阳为阴根，必火有所归，斯水有所主。故反佐以桂之甘温，引知、柏入肾而奏其效。此相须之殷[5]，亦承制之理也。

九十五、地骨皮散

治阴虚火旺，骨蒸发热，日静夜剧者；妇人热入血室[6]，胎前发热者。即四物汤加地骨皮、牡丹皮各三钱。四物汤见补剂。

柯韵伯曰：阴虚者，阳必凑之，故热。仲景曰："阴弱则发热。"阳

---

〔1〕沛之雨而腾之露：谓久旱之禾苗得到雨露的灌溉、滋润，得以复甦也。沛之雨，用《孟子》"天油然作云，沛然下雨"的典故。此处谓充沛的雨量及时灌溉旱田之禾苗。腾之露，谓露受热化气而腾升，可以滋润植物。喻知母之清凉可以滋润干燥之肺金。

〔2〕导龙归海：喻引水入肾。

〔3〕坎盈窞（dàn 淡）而流渐长矣：肾脏水液充盈便使尿液多而集中了。坎盈窞即坎窞盈。坎，八卦之一，象水，故借指肾脏。窞，小穴之意。盈，充足。《易经·坎卦》曰："入于坎窞。"虞翻注："坎中小穴曰窞。"干宝注："坎之深者也。"可见此处作者把"坎窞"代指水脏——肾而言。由于肾水已充盈了，故"流（指尿）渐长矣"。

〔4〕天一：中医五运六气学说有"天一生水，地六成之"的说法。其实天一即指肾气而言，也即先天真一之气，又叫肾阳、命门火等。正因为有火，才能生水，故有天一生水之说。

〔5〕相须之殷：此指知母、黄柏性能相类的药物同用，能起促进配合作用，增强药效。殷，殷当、恰当。意即这种配合很恰当，符合相须之妙。

〔6〕血室：血室的说法有三，一指冲脉，二指子宫，三指肝。从下文方解看，此处以指肝为是。

气下陷入阴中〔1〕，必发热。然当分三阴而治之，阳邪陷入太阴脾部，当补中益气以升举之，清阳复位而火自熄也〔2〕；若陷入少阴肾部，当六味地黄丸以对待之，壮水之主而火自平也；陷入厥阴肝部，当地骨皮饮以凉补之；血有所藏而火自安也。四物汤为肝家滋阴调血之剂，加地骨皮，清志中之火以安肾，补其母也；加牡丹皮，清神中之火以凉心，泻其子也。二皮凉而不润，但清肝火不伤脾胃，与四物加知、柏之湿润而苦寒者不同矣。故逍遥散治肝火之郁于本脏者也，木郁达之〔3〕，顺其性也。地骨皮饮治阳邪之陷于肝脏也，客者除之〔4〕，勿纵寇以遗患也〔5〕。二者皆肝家得力之剂。

九十六、清暑益气汤

长夏湿热蒸炎，四肢困倦，精神减少，身热气高，烦心，便黄，口渴而自汗脉虚者，此方主之。

清暑益气草参芪，麦味青陈曲柏奇，二术葛根升泽泻，暑伤元气此为宜〔6〕。人参、黄芪、甘草（炙）、当归、麦冬、五味、青皮、陈皮、神曲、黄柏、葛根、苍术、白术、升麻、泽泻、姜、枣煎。

参吴鹤皋《方考》：暑令行于夏，至长夏则兼湿令矣，此方兼而治之。炎暑则表气易泄，兼湿则中气不固，黄芪轻清散表气，又能领人参、五味之

---

〔1〕阳气下陷入阴中：轻清之气叫阳气，主升。阳气下陷便是一种病理变化。阴中，指太阴脾部，或少阴肾部，或厥阴肝部。

〔2〕清阳复位而火自熄：清阳之气恢复上升，浊阴之气便下降，脾的运行功能就正常，火气上炎的症状就会停止、熄灭。

〔3〕木郁达之：肝气郁结而致病，则必须用疏达的疗法以开郁结。

〔4〕客者除之：指侵犯肝脏的阳邪，必须及时加以清除。

〔5〕勿纵寇以遗患：喻对侵犯人体的病邪，应彻底驱除，不留后患。

〔6〕此为宜：原作"法当遵"。根据押韵规律，"遵"字不合韵，故据人卫版改。另，此歌括只概括十四味药，漏掉"当归"一味，背诵时应注意。若将第三句"二术葛根升泽泻"改为"二术归根升泽泻"，则可将当归一味括入，又符合诗歌的平仄规律。

苦酸同达于表以实表；神曲消磨伤中气，又能佐白术、甘草之甘温，消补互用以调中；酷暑横流，肺金受病，人参、五味、麦冬，所以补肺、敛肺、清肺经，所谓扶其所不胜也；火盛而水衰，故以黄柏、泽泻滋其化源；津液亡则口渴，故以当归、干葛生其胃液；清气不升，升麻可升；浊气不降，二皮可降；苍术之用，为兼长夏湿也〔1〕。

九十七、龙胆泻肝汤

治胁痛、口苦、耳聋、耳肿、筋痿〔2〕、阴湿热痒、阴肿、血浊、溲血。

龙胆泻肝通泽柴，车前生地草归偕〔3〕，栀芩一派清凉品，湿热肝邪力可排〔4〕。胆草三分，栀子、黄芩、泽泻、柴胡各一钱，车前子、木通各五分，当归三分，甘草、生地各三分。

龙胆、柴胡泻肝胆之火，佐以黄芩、栀子、木通、车前、泽泻，俾湿火从小便而出也。然泻之过甚，恐伤肝血，故又以生地、当归补之。肝苦急，急食甘以缓之，故以甘草缓其急，且欲以大甘之味济其大苦，不令过于泄下也。

九十八、当归芦荟丸

治肝经实火，头运目眩，耳聋耳鸣，惊悸搐搦〔5〕、躁扰狂越，大便秘结，小便涩滞，或胸胁作痛，阴囊肿胀。凡属肝经实火皆宜服之。

---

〔1〕兼长夏湿：指苍术兼有治疗长夏暑热和湿气致病的长处。

〔2〕筋痿：痿病之一。由于肝热而阴血不足，筋膜干枯所致。症见筋急拘挛，渐至痿弱不能运动，伴有口苦爪枯等。

〔3〕偕：偕同，同用。

〔4〕力可排：指此方的药力足以排除湿热肝邪。

〔5〕搐搦：一名瘛疭（chì zòng 翅粽），又称抽搐、抽风，手足伸缩交替、抽动不已的症状。

当归芦荟黛栀将[1]，木麝二香及四黄，龙胆共成十一味，诸凡肝火尽能攘[2]。当归、胆草（酒洗）、栀子、黄连、黄柏、黄芩各一两，大黄、青黛（水飞）、芦荟各五钱，木香二钱五分，麝香五分（炒），神曲糊丸，姜汤下，每服二十丸。

陈修园曰：五脏各有火，而肝火最横；肝火一动，每挟诸经之火，相持为害。故以青黛、芦荟、龙胆入本经而直折之；又以黄芩泻肺火，黄连泻心火，黄柏泻肾火，栀子泻三焦火，分诸经而泻之，而最横之肝火失其党援而乃平。然火旺则血虚，故以当归之补血者为君；火旺则胃实，故以大黄之通滞者为臣；气有余便是火，故以麝香之主持正气，神曲之化导陈气[3]，木香之通行滞气者为佐；气降火亦降，自然之势也，况又得芩、连、栀、柏分泻诸经[4]，青黛、芦荟、龙胆直折本经内外应兵[5]，以为之使乎！立法最奇，向来为庸解所掩[6]，兹特阐之。

九十九、犀角地黄汤

主治吐衄、便血，妇人血崩、赤淋[7]。

犀角地黄芍药丹，生地两半，白芍一两，丹皮、犀角各二钱半，每服五钱。血升胃热火邪干[8]，斑黄阳毒皆堪治，或益柴芩总伐肝[9]。

柯韵伯曰：气为阳，血为阴。阳密乃固，阳盛则伤阴矣；阴平阳秘，

---

[1]将：把。由于押韵原因，置于句末。

[2]攘：排除。

[3]陈气：人卫版作"积气"，义同。

[4]分泻诸经：即分别泻各经之火。

[5]内外应兵：人卫版作"内外应合"。应兵，指接应的敌兵，比喻各经邪火与本经肝火内外接应结合为害。

[6]庸解所掩：为庸俗的解释掩盖住此方的奇特立法。

[7]赤淋：指血尿伴有尿道热涩刺痛、下腹疼痛胀急的病证，也称血淋。

[8]血升：指阴虚火旺、血不归经，随逆气而上行，由口鼻出的病症。　干：干犯、侵犯。

[9]伐肝：伤害肝脏。

阴虚者，阳必凑之矣。故气有余即是火，火入血室，血不荣经，即随逆气而妄行。上升者出于口鼻，下陷者出于二便，虽有在经在腑之分，要皆心肝受热所致也。心为荣血之主，心火旺则血不宁，故用犀角、生地酸咸甘咸之味以清君火；肝为藏血之室，肝火旺则血不守，故用丹皮、芍药辛苦微寒之品以平相火。此方虽曰清火，而实滋阴之剂。盖血失则阴虚，阴虚则无气。故阴不足者，当补之以味，勿得反伤其气也。若用芩、连、胆草、栀、柏以泻其气，则阳之剧者，苦从火化；阳已衰者，气从苦发，燎原而飞越矣[1]。

一〇〇、四生丸

治阳盛阴虚，血热妄行或吐或衄者。

四生丸用叶三般[2]，艾柏鲜荷生地班[3]，生侧柏叶、生艾叶、生荷叶、生地黄各等分。共捣成团入水化，血随火降一时还。捣为丸，如鸡子大，每服一丸，滚汤化下。

柯韵伯曰：心肾不交则五脏齐损，阴虚而阳无所附，则火炎上焦；阳盛则阳络伤，故血上溢于口鼻也。凡草木之性，生者凉，而熟之则温；熟者补，而生者泻。四味皆清寒之品，尽取其生者而捣烂为丸，所以全其水气，不经火煮，更以远于火令矣。生地多膏，清心肾而通血脉之源；柏叶西指，清肺经而调营卫之气；艾叶芳香，入脾胃而和生血之司；荷叶法震，入肝家而和藏血之室。五脏安堵，则水火不相射，阴平阳秘，而血归经矣。是方也，可暂用以遏妄行之血，如多用则伤营。盖血得寒则瘀血不散，而新血不生也。设但知清火凉血，而不用归脾、养营等剂以善其后，鲜有不绵连岁月而毙者。非立方之不善，妄用者之过耳。

---

〔1〕燎原而飞越：以火势蔓延之快喻病情恶化之迅速。
〔2〕叶三般：即三种叶。
〔3〕班：有班列意，即指四种药分量同等。

热可制寒

一〇一、回阳急救汤

回阳急救节庵。用六君，桂附甘姜五味群，附子(炮)、干姜、肉桂、人参各五分，白术、茯苓各一钱，半夏、陈皮各七分，甘草三分，五味九粒，姜、水煎。加麝三厘或胆汁，三阴寒厥见奇勋[1]。姜、桂、附子祛其阴寒，六君子汤补助其阳气，五味、人参以生其脉。加麝香者后通其窍，加胆汁者，热因寒用也[2]。

陈修园曰：此市医得意方也。修园不释。

一〇二、益元汤

益元艾附与干姜，麦味知连参草将，附子(炮)、艾叶、干姜、麦冬、五味、知母、黄连、人参、炙甘草。艾叶辛热能回阳。葱白童便为引导，内寒外热是慈航[3]。

此阴盛格阳之症[4]，面赤口渴，欲卧于泥水之中，为外热内寒。此汤姜、附、艾叶加知、连等药，与白通加人尿、猪胆汁同意，乃热因寒药为引用也。内热曰烦，为有根之火；外热不宁曰躁，为无根之火。故但躁不烦及先躁后烦者，皆不治。

---

〔1〕三阴寒厥：指太阴、少阴、厥阴等经脉由于阳气虚微而引起的厥证。如因内脏虚寒，症见神倦恶寒，下利清谷，四肢逆冷，口不渴；或见身体蜷卧，腹痛面赤，指甲青暗，甚至昏倒。因寒凝血脉，则见四肢厥冷，关节疼痛，脉微细等。　奇勋：突出的功效。

〔2〕热因寒用：指用温热药治寒证，反佐以寒药作引子。如回阳急救汤是用热剂以治寒证的方剂，加用胆汁来配合治疗，是一种反治法。

〔3〕慈航：佛家语。佛菩萨以大慈大悲救度众生，出生死海，有如舟航，故叫慈航。观音菩萨有慈航大士之称本此。此处意为对于患有内寒外热的病家，益元汤有慈航大士般的救世之功。

〔4〕阴盛格阳：指体内阴寒过盛，把阳气格拒于外，出现内真寒而外假热的证候。

一〇三、济生肾气丸

肾气丸名别济生，车前牛膝合之成[1]，熟地四两，茯苓三两，山药、山茱、丹皮、泽泻、肉桂、车前子、牛膝各一两，附子五钱。蜜丸，空心米汤送下。肤膨腹肿痰如壅，气化缊绳水自行[2]。

张景岳曰：地黄、山药、丹皮以养阴中之真水[3]，山茱、桂、附以化阴中之阳气，茯苓、泽泻、车前、牛膝以利阴中之滞。能使气化于精，即所以治肺也；补火生土[4]，即所以治脾也；壮水利窍[5]，即所以治肾也。水肿乃肺、脾、肾三脏之病，此方所以治其本。

一〇四、三生饮

治卒中昏不知人[6]、口眼㖞斜[7]，半身不遂，并痰厥阴厥[8]。

三生饮用附乌星，香入些微是引经[9]，生南星一两，生川乌、生附子各去皮各五钱，木香二钱。参汁对调宗薛氏[10]，每服一两，加参一两，风痰卒倒效神灵[11]。

---

〔1〕合之成：即济生肾气丸是由肾气丸的八味加车前子、牛膝二味组合成的。
〔2〕缊绳：即绳缊，也写作氤氲（yīn yūn 因晕），形容气盛的样子。
〔3〕阴：指肾阴。下同。
〔4〕补火生土：即温补命门之火以恢复脾的运化功能。
〔5〕壮水利窍：通过补肾的办法以通畅水液和大小便。肾主水，又开窍于二阴。故肾有调节、平衡水液代谢的作用，而这和肾阳（命火）的气化功能有关，所以只有恢复肾功能的正常，水液之分布、排泄才能循其故道从二阴排出。
〔6〕卒中（cù zhòng 促众）：也作"猝中"。即中风。系指猝然发生昏仆，不省人事，但气不绝之证。
〔7〕㖞斜：即歪斜。
〔8〕痰厥：因痰盛气闭而引起的四肢厥冷，甚至昏厥的病证。
〔9〕香入些微：加木香少许。
〔10〕对调：即用参汤和三生饮调拌混合而后服之。　宗薛氏：根据薛立斋治法办。
〔11〕风痰卒倒：指中风、痰厥。

柯韵伯曰：风为阳邪，风中无寒，不甚伤人，惟风中挟寒，害始剧矣。寒轻而在表者，宜发汗以逐邪；寒重而入里者，非温中补虚，终不可救。此取三物之大辛大热者，且不炮不制，更佐以木香，乘其至刚至锐之气而用之，非以治风，实以治寒也。然邪之所凑，其气必虚，但知勇于攻邪，若正气虚而不支，能无倒戈之患乎[1]？必用人参两许，以驾驭其邪。此立斋先生真知确见，立于不败之地而收万全之效者也[2]。若在庸手必谓补住邪气而不敢用[3]，此谨熟阴阳，毋与众论[4]，岐伯所以叮咛致告耳。观其每服五钱，必四服而邪气始出；今之畏事者，用乌、附数分，必制熟而后敢用，更以芩、连监制之，焉能挽回如此危症哉？古今人不相及如此！

一○五、参附汤、术附汤、芪附汤见涩剂。

阴盛阳虚汗自流，肾阳脱汗附参求[5]，人参一两，熟附子五钱，水煎服，名参附汤。脾阳遏郁术和附，白术一两，熟附子五钱，名术附汤。若是胃阳芪附投。黄芪一两，熟附子五钱，名芪附汤。

喻嘉言曰：卫外之阳不固而自汗，则用芪附；脾中之阳遏郁而自汗，则用术附；肾中之阳浮游而自汗，则用参附。凡属阳虚自汗，不能舍三方为治，三方之用大矣！然芪附可以治虚风，术附可以治寒湿，参附可以壮元神，三者亦交相为用，若用所当用，功效如神，诚足贵也。

---

〔1〕倒戈之患：即倒转武器向己方攻击谓之倒戈。患，忧。此处借喻正气虚时单用攻下药不但起不了治疗作用，而忧其反作用。

〔2〕收：《南雅堂医书全集》作"获"，义同；人卫版作"护"，"护"与"获"，繁体字笔画近似，恐系转抄或排字造成的错误。

〔3〕庸手：指医术低劣的医生。

〔4〕谨熟阴阳，毋与众论：只是谨慎小心熟悉阴阳，不了解多种治法。

〔5〕肾阳脱汗：即方解中所说的肾中阳气浮游而自汗的症状。 附参：即指参附汤。由于平仄关系而颠倒写。

一〇六、近效白术汤

即术附汤减半，加炙甘草一钱五分，生姜三片，红枣二枚，水煎服。治风虚头重眩苦极，不知食味。暖肌补中，益精气。

喻嘉言曰：此方治肾气空虚之人。外风入肾，恰似乌洞之中[1]，阴风惨惨，昼夜不息。风挟肾中浊阴之气，厥逆上攻[2]，其头间重眩之苦，至极难耐；兼以胃气亦虚，不知食味。故方中全不用风门药，但用附子暖其水脏，白术、甘草暖其土脏，水土一暖[3]，则浊阴之气尽趋于下，而头苦重眩及不知食味之症除矣。试观冬月井中水暖，土中气暖，其浊阴之气，且不能出于地，岂更能加于天乎？制方之义可谓精矣，此所以用之而获近效也。

陈修园曰：喻嘉言之解甚超，但于"益精气"三字而略之，犹未识制方之神妙也。盖精者，天一所生之水也。一即阳也，阳即气也，气即火也。气为水母，阳为阴根，川流不息，水之行即火之用也。故方中君以附子，俾肾中有火以致水，水自不穷。俗医以熟地、枸杞之类滋润为补，譬之无源之水，久停则污秽不堪矣！况本方中又有白术、甘草暖其土脏，俾纳谷多，则津液旺，充血生精，以复其真阴之不足。《难经》所谓损其肾者，益其精；《内经》所谓精不足者，补之以味。此方深得圣经之旨矣。故分而言之，《经》云："两神相搏，合而成形，尝先身生，是谓精。"附子补肾中之神，所以益精。《经》又云："上焦开发，宣五谷味，薰肤充身泽毛，若雾露之溉，是谓气。"白术、甘草入脾而宣布其气[4]，所以益气。合而言之，精由气化，气由精生，非一，亦非两也。悟得此方之妙，便知六味丸退热则有余，补水则不足；八味丸化气行水则有余，补火致水则不足。他若张景岳自制大补元煎等汤，

---

〔1〕乌洞：黑暗之洞。
〔2〕厥逆上攻：人卫版作"致逆上攻"。厥逆，病名。本文当指头部重眩之苦的一种症状。
〔3〕水土一暖：指肾与脾得暖。
〔4〕宣布：指气的宣发、布散。

竟云补血补精以熟地黄为主。少则二三钱，多则一二两，无知妄作，误入匪少。何陈远公之《石室秘录·辨证奇闻》[1]、冯楚瞻之《锦囊》专宗此说？众盲为一盲所引，是可慨也！

一〇七、附子理中汤

即理中汤见《真方歌括·太阴篇》。加附子（炮）二钱。

陈修园曰：理中汤以参、草补阴，姜、术补阳，和平之药，以中焦为主，上交于阳，下交于阴，为吐泻等症之立法。原无加附子之法，若加附子，则偏重下焦，不可名为理中矣。然脾肾俱寒，吐后而大泻不止，须用附子回其真阳，而门户始固，必重加此一味而后效。但既加附子，而仍名理中，命名不切，此所以为时方也。又有再加肉桂，名桂附理中汤，则立方不能无弊矣！盖以吐泻，阴阳两脱，若用肉桂，宣太阳之腑气，动少阴之脏气，恐致大汗，为亡阳之坏症也。

一〇八、鸡鸣散

治脚气第一品药[2]，不问男女皆可服。如感风湿流注[3]，脚痛不可忍，筋脉浮肿者，并宜服之，其效如神。

鸡鸣散是绝奇方，苏叶茱萸桔梗姜，瓜桔槟榔煎冷服，肿浮脚气效彰彰[4]。槟榔七枚，桔红、木瓜各一两，吴茱萸、苏叶各三钱，桔梗、生姜各半两，水三大碗，慢火煎至一碗半，取渣，再入水两碗，煎取一小碗，两汁相和、安置床头。次日五更分三五

---

〔1〕《石室秘录》：医书，六卷。清代医家陈士铎（字敬之，号远公）所著。书中统述正医、反医、内治、外治等二十八法，分列方剂。

〔2〕脚气：由外感湿邪风毒或饮食厚味所伤，积湿生热，流注于脚而成的一种病症。初起见腿脚麻木酸痛，软弱无力，或挛急，或肿胀，或萎枯，或胫红肿，发热，继而入腹攻心，小腹不仁，呕吐不食，心悸，胸闷，气喘，神志恍惚，言语错乱。

〔3〕流注：肢体深部组织的化脓性疾病。由于其毒邪走窜不定，随处可发生，故名。

〔4〕彰彰：明显，显著。

次冷服之，冬月略温亦可。服药至天明，当下黑粪水，即是肾家所感寒湿之毒气也。至早饭时，必痛住肿消，只宜迟吃饭，使药力作效。此方并无所忌。

陈修园曰：寒湿之气着于下焦而不去，故用生姜、吴茱萸以驱寒，桔红、槟榔以除湿。然驱寒除湿之药颇多，而数品皆以气胜，加以紫苏为血中之气药，辛香扑鼻，更助其气，气盛则行速，取着者行之之义也[1]。又佐以木瓜之酸，桔梗之苦。《经》云："酸苦涌泄为阴。"俾寒湿之气得大气之药，从微汗而解之，解之而不能尽者，更从大便以泄之，战则必胜之意也。其服于鸡鸣时奈何？一取其腹空，则药力专行；一取其阳盛，则阳药得气也。其必冷服奈何？以湿为阴邪，冷汁亦为阴属，以阴从阴，混为一家，先诱之而后攻之也。

---

[1]着者行之：使附着或停留于体内的寒湿邪气得以通行而驱出。